건강 재테크

건강 재테크

| 조왕기 · 김양식 · 박지명 지음 |

지혜의나무

건강하고 아름답고 행복하게 살고 싶은 우리들을 위해 양방, 한방, 명상 3인의 전문가가 전하는 말

문명이 발전함에 따라 인간들은 일상생활에서의 편리함과 육체적인 편안함을 보다 더 많이 누리게 되었고, 우리의 삶은 어느 시대보다 거대한 풍요로움을 만끽하고 있다. 그러나 그것에 대한 반작용으로 현대 사회는 너무나도 복잡하고 숨 가쁜 상태로 돌아가게 되었으며, 문명의 이기로 인한 각종 오염물과 공해는 자연을 병들게 할 뿐만 아니라, 인간에게도 부정적인 영향을 미치게 되었다. 현대 문명이 주는 편리를 누리는 대신 인간의 몸과 마음의 균형은 깨어지고, 긴장과 피로감이 누적되어 스트레스가 쌓이며, 그로 인해 수많은 질병들이 유발된 것이다. 그러나 이미 빠르게 진행되고 있는 문명의 발전을 막는다는 것은 거의 불가능한 일로 보인다. 다만 자연의 흐름에 가장 가까운 방법으로 인류가 발전될 수 있도록 모색하고 실천하는 것이 우리의 할 일인 것이다.

아무리 쉼 없이 빠르게 움직이는 현실이라 할지라도, 우리는 이미 현재의 삶을 멈추게 할 수 없으며, 하루하루의 의무를 다해야 한다. 그러나 사회의 일원으로 살아가면서도 내 자신을 가꾸고, 질병들로부터 스스로를 지키며, 스트레스와 긴장을 풀어 주는 방법을 자각한다면, 그것은 인생을 전체적으로 발전시키는 데 있어 매우 유용한 기술이 될 것이다. 과연 우리는 어떻게 해야 지금보다 건강하고 아름답고 행복하게 살 수 있을까?

이 책은 서로 양립할 수 없을 것 같은 서양 의학과 한의학, 자연 요법의 전문가들이 먼저 출간된 『양방, 한방, 자연 요법 내 몸 건강 백과』(웅진윙스, 2008)에 이어, 독자들이 자신의 몸과 마음에 대해 좀 더 근본적으로 이해하고, 더욱 건강한 삶을 살 수 있도록 깊이 배려하는 심정으로 만들었다. 처음에는 더 아름답고, 더 건강하고, 더 행복하게 사는 것에 목적을 두었기에 그 대상을 아름다움에 관심이 많은 젊은 여성들에 맞추었다. 그러나 이러한 바람은 남녀노소 누구에게나 해당되는 보편적인 삶의 문제일 것이다. 남들과 비교할 수 없는 자신만의 아름다움을 발견하고, 이전보다 더 건강하고, 더 행복한 마음으로 살아가는 것을 바라지 않을 사람이 있겠는가. 그러므로 누구든지 이 책을 읽음으로써 자신의 육체적인 아름다움과 건강, 마음의 안정을 찾아가는 묘미를 느낄 수 있도록 영역을 확대하였다.

　　서양 의학과 한의학, 자연 요법의 분야에서 오랫동안 연구하고 임상 경험을 가진 세 전문가가 핵심적이고 검증된 각각의 삶의 비법을 뽑아내어 이 책 한 권으로 전달할 수 있다는 것은, 책을 읽는 독자들에게 행운이라 생각한다. 원래 이렇게 각기 다른 분야의 전문가가 서로를 보조하고 존중하면서 표현한다는 것은, 앞으로의 시대로 볼 때에 매우 바람직하고 발전적인 일이지만, 현실적으로는 그 뜻을 가지고 대단히 노력하지 않는 한 쉽게 일어날 수 있는 일이 아니다.

　　그러나 현실의 상황이 어떠하든, 실제로 우리나라에서는 선진국의 의학 체계와 발맞추어 양방·한방의 협진이 가능한 시대가 도래하게 되었다. 그러한 시대의 부름에 미리 앞서 오랜 기간 동안 양방, 한방, 자연 요법이 서로의 입장을 이해하고 수용하여 독자를 위한 이러한 결과물을 만들어 냈다는 것은 매우 뜻 깊은 일이라고 할 수 있을 것이다. 이 세 전문가의 고심 끝에 나온 이 책은 질병의 근본적인 원인에 대한 궁금증을 해결해 주고, 몸과 마음의 연관성을 염두에 둔 실질적이며 검증된 방법론들을 제시하여, 균형 잡힌 의학 지식에 목마른 독자들에게 합당한 대안이 되어 줄 것이다.

먼저 이 책의 제1장을 집필한 한의학 박사 김양식 원장은 한의학을 통하여 동서양 사상을 아우르는 전체적인 시야를 가지고, 오랫동안 침과 사상의학을 연구하였다. 그는 이 책을 통하여 독자들이 자신의 체질에 대해 잘 이해할 수 있도록 하였으며, 본인에게 맞는 아름다운 몸매와 피부를 유지하여 더욱 건강한 자신감을 회복할 수 있도록 세밀하고 진솔한 방법론들을 전하고 있다.

제2장을 집필한 내과 전문의 조왕기 원장은 양의사로는 드물게 한의학과 자연 요법을 오랫동안 연구하였으며, 명상과 기공을 심도 있게 수행하였다. 서양 의학의 입장에서 동양 사상과 한의학에 대한 폭

넓은 이해와 수용성을 가진 그는 질병으로 불편한 사람들에게 진정어린 심정으로 다가가 건강의 핵심에 대해 이야기하고 있으며, 바쁜 일상생활 속에서 몸과 마음을 돌볼 겨를이 없는 일반인들에게 자신의 건강 상태는 어떠한지 스스로 진단하게 하고, 실질적으로 도움이 되는 의학 상식을 쉽고 단순하게 설명해 주었다.

제3장을 집필한 자연 요법 전문가 박지명 원장은 한방과 양방의 입장을 보완하는 요법인 다양한 대체의학들을 연구하고 실천하였으며, 오랫동안 산스크리트 경전을 배경으로 명상과 요가를 가르쳤다. 이 책에서는 건강을 유지하는 데 도움이 되는 식이요법과 운동 요법, 수기 요법 및 이완법 등을 소개하였으며, 현대인들의 스트레스와 긴장을 직접적으로 풀어 주기 위한 기공과 요가의 핵심적인 몇 가지 동작들을 제시하였다. 또한 인도의 전통 의학인 아유르베다Ayur Veda 요법의 핵심인 호흡법과 명상의 검증된 방식을 통하여 안정된 마음을 유지하는 법을 가르쳐 주고 있다.

앞서 말한 바와 같이 우리 자신은 건강하고 아름다우며 행복할 권리가 있다. 그 중에서 어떤 한 가지도 피상적인 것이 아니며, 실제로 그것은 우리가 모두 경험하고 체득해야 하는 삶의 요건들인 것이다. 이러한 요건들이 충족될 때, 우리는 삶에 안정감을 느끼게 된다. 그러한 안정감은 더 높은 목적을 향해 나아갈 수 있는 원동력이 되어 줄 것이다. 자신이 안정되어 있는지 아닌지는 누구보다 자기 자신이 가장 잘 알 수 있다. 안정되었을 때의 집중된 삶의 에너지는 자기 자신에게 만족감을 줄 뿐만 아니라 다른 사람들에게도 긍정적인 영향을 준다. 그런 의미에서 3인의 전문가가 오랜 시간 동안 건강한 삶을 위해 축적해 놓은 비결들을 통하여 더욱 활력이 넘치는 삶을 사는 데 실질적인 지침을 얻기 바란다.

조왕기, 김양식, 박지명

차례

제1장
외모의 아름다움

|한의학 박사 김양식 편|

건·강·재·테·크

1. 아름다운 몸매, 건강한 피부

피부는 오장 육부의 반영이다

오장 육부가 편안하면 몸과 마음과 피부가 모두 편안하다. 우리가 병이 든다는 것은 내가 가진 면역력(정기精氣)과 내가 아닌 다른 나쁜 기운(사기邪氣)이 서로 싸우는 현상이다. 항상 외부의 사기가 들어올 때는 내부의 분란이 일어난다. 한 나라의 흥망성쇠도 다 내부 요인 때문이었던 것처럼, 인체도 마찬가지이다. 오장 육부가 서로 돕고, 때로는 경쟁하며 평형을 유지하면 몸은 건강함을 유지하는 것이다.

이를 오행의 상생 상극으로 표현한다. 물과 불은 상극이다. 불은 솟구치고, 물은 아래로 흐른다. 하지만 물은 내려가기만 하는 게 아니라 불의 도움으로 증화蒸化되어 위를 적시고, 불은 물의 도움으로 아래로 내려와 따뜻하게 한다. 불의 대표 기관은 심장이고, 물의 대표 기관은 신장이다. 올라갈 때는 간이 길을 내고, 내려올 때는 폐가 길을 내며, 가운데에서 이를 조절하는 기관이 비장과 위장이다. 이들은 서로 돕기도 하지만 튀는 놈이 있으면 제어한다. 이게 잘되면 건강하지만 안 되면 병이 된다. 오행이 맞물려 돌아가지 않으면 결과는 죽음이다. 行行이란 부단한 움직임이니 살아 있는 한 오행을 유지시키려 애쓴다. 이것의 다른 표현이 면역력이며, 항상성 유지 기능이다. 인체는 무언가 이상이 있으면 면역 체계를 동원해서 치료하는 자가적인 항상성 유지 기능이 있다. 병의 사기를 죽이는 데는 경중의 차이는 있으나 필연적으로 자신의 정기를 같이 손상시키게 된다. 따라서 될 수 있으면 병에 대한 저항 능력을 키우는 데 우선을 두고, 더 나아가서는 병을 예방하기 위해 정기를 자양하는 데 중점을 두어야 한다. 한방에서는 '미병지치未病之治(병이 들기 전에 미리 예방함)'를 최고의 가치로 여겼는데 현대의 예방의학과 개념이 유사하다. 이를 위해서는 크게 세 가지를 고려해야 한다.

첫째는 맑고 깨끗한 정신이다

정신이 나약한 사람은 병에 대한 저항력이 떨어질 뿐만 아니라 통증의 역치도 떨어져 조금만 이상이 생겨도 금방 아픔을 호소한다. 사랑을 하면 예뻐진다는 말이 있다. 좋은 마음은 좋은 호르몬을 분비하여 몸이 건강해지므로 피부가 고와지고 윤기가 생기기 때문이다.

둘째는 균형 잡힌 몸매이다

인체의 대들보라고 할 수 있는 척추의 구조적 측면과 사지의 길이, 발의 건강을 포괄한다. 몸이 한쪽으로 틀어지면 균형을 맞추기 위해 전신이 모두 틀어진다. 몸의 근육은 근막으로 둘러싸여 있고, 내장기는 장막으로, 그 사이는 장간막으로 연결되어 뫼비우스의 띠와 같이 하나의 선으로 연결된다. 이는 마치 한의학에서 경락이 한 지점에서 끝없이 이어져 다시 제자리로 돌아오고, 이들 선은 안으로 오장 육부와 연결되어 서로 유기적으로 작용한다는 이론과 똑같다. 예를 들어, 젊었을 때 예쁘게 보이려고 날씬한 신발을 신느라 혹사한 발바닥은 군데군데 굳은살과 뼈의 기형을 초래하여 전체적인 균형을 깨뜨린다. 한쪽으로 혹사한 근육은 서로 뭉치게 되므로 그 근육이 붙어 있는 뼈를 잡아당겨 관절에 과부하를 주고, 균형을 틀어지게 만드는 것이다. 하이힐을 즐겨 신거나, 배가 나온 사람은 구조적으로 정상적인 굴곡을 갖는 데 어려움이 있다.

셋째는 인체의 화학적인 측면이다

영양학적인 문제, 내분비 계통을 포괄하며, 먹을거리와도 직결되는 문제이다. 대량 생산과 대량 유통, 냉장고의 발달은 인류를 위협하는 재앙이 될 수 있다. 생산지에서 소비자의 식탁에 오르는 순간까지 모든 음식은 산화되어 변질되는 산패酸敗의 위험에 노출되어 있다. 철이 산소와 결합하면 산화철이 되어 녹이 슬 듯이, 인체도 산소에 의해 늙고 병이 든다. 산패된 음식은 인간의 몸도 녹슬게 만든다. 인체는 호흡과 음식을 통해 들어온 산소와 영양분을 이용하여 에너지를 만들고, 움직이고 활동하는 과정에서 불안정한 상태의 유해 활성산소를 만든다. 활성산소는 세균을 잡아먹기도 하지만 불안정하기 때문에 어디든 결합하고자 하는 성질을 가진다. 이것이 혈관, 세포막, 단백질, DNA를 손상시킴으로써 노화가 진행되고, 동맥 경화, 당뇨병, 치매, 암 등을 유발한다. 산패를 방지하기 위해 넣는 방부제, 적은 비용으로 맛을 내게 만드는 인공 향신료, 착색제, 감미료(MSG)는 정상적인 대사 과정을 방해한다. 손쉽게 조리하고 먹을 수 있는 인스턴트식품에 대응해서 슬로우 푸드가 건강식으로 뜨는 것은 인체에 유해한 물질이 정상적인 생리 대사를 저해하기 때문이다. 우리가 섭취하는 식품의 독성과 면역에 끼치는 영향을 함께 고려하여야 한다.

이들 세 가지는 우리의 싱싱한 피부와 아름다운 몸매를 부여하는 데 상호 영향을 미친다. 우울한 사람은 목과 어깨가 처지는 법이다. 호르몬에도 변화가 생긴다. 기분이 좋으면 소화도 잘되고, 엔도르핀이 분비되어 면역력도 좋아진다. 식품 첨가물이 들어간 음식을 먹고 영양이 불충분하면 맑은 정신이 생길 수 없으며 근육의 활동에도 영향을 미친다. 틀어진 척추선은 불필요하게 에너지를 낭비하므로 쉽게 피로를 느끼고, 피부와 머릿결도 거칠어진다. 건강을 위해서라면 위에서 언급한 세 가지 측면을 모두 고려하여야 한다.

2. 나의 피부 타입 찾기

— 사상 체질로 본 피부, 체형 타입과 해결법

사상의학을 일반인 대상으로 언급하는 것은 사실상 여러 측면에서 오해를 일으킬수 있다. 왜냐하면 조선시대에 성행한 성리학을 기반으로 사람의 성정을 나누고, 각 체질에 맞는 수양법을 찾고자 함이 사상의학을 창시한 이제마 선생의 우선 목표였기 때문이다. 사상의학을 쉽게 말하자면, 각 체질별 성정의 편급에 따라 기의 편재가 달라지고, 병증이 발생할 수 있기에, 마음가짐을 올바로 하고, 보조적으로 음식을 조심하며, 심하면 약을 써서 치료하는 학문 정도로 볼 수 있겠다. 하지만 체질을 판단하는 것은 가장 중요한 일이지만 결코 쉬운 일이 아니다. 각종 인쇄 매체에서 나오는 각 체질별 성격과 용모표를 자신에게 대입시켜 보면 여기에도 해당되고 저기에도 해당되어 도무지 알 수가 없다는 사람들을 많이 본다. 다만 확실한 것은 꾸준하게 자신을 관찰하고, 어떤 병증이 있을 때 약을 써 보아야 확진을 할 수 있다는 것이다.

사상인을 진단할 때 체형(몸의 생긴 모양)을 먼저 보고 기상을 본다

장기는 위로부터 폐, 비, 간, 신이 각각 위치하는데, 폐는 양쪽 쇄골 아래에서 양 배꼽까지, 비장은 양 배꼽에서 명치 아래 제11 늑골 선까지, 간은 명치 아래에서 배꼽 선까지, 신은 배꼽 선에서 골반 뼈까지 사이에 위치하여 체질별 장기 대소에 따라 체형이 달라진다. 아래는 각 체질별 장부 대소와 체형이다.

태양인은 전체적으로 올라가면서 퍼진다.

태음인은 위와 밑이 좁고 가운데가 퍼지는 형상이다.

소음인은 위가 좁아서 양 갈비가 좁고 아래의 방광 부위가 퍼지는 형상이다.

소양인은 흉곽이 넓어 양 갈비가 벌어지고 아래가 좁아진다.

표 1　태양인 : 폐 〉 비 〉 신 〉 간

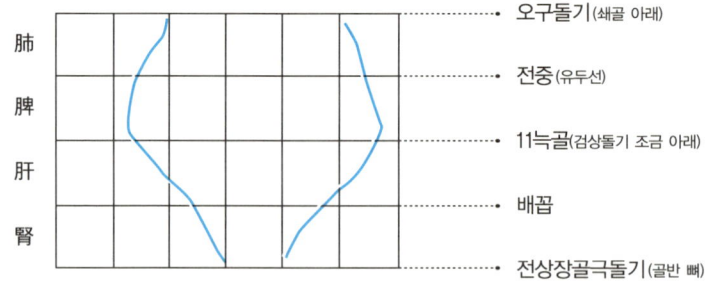

肺

脾

肝

腎

- 오구돌기(쇄골 아래)
- 전중(유두선)
- 11늑골(검상돌기 조금 아래)
- 배꼽
- 전상장골극돌기(골반 뼈)

표 2   소양인 : 비〉폐〉간〉신

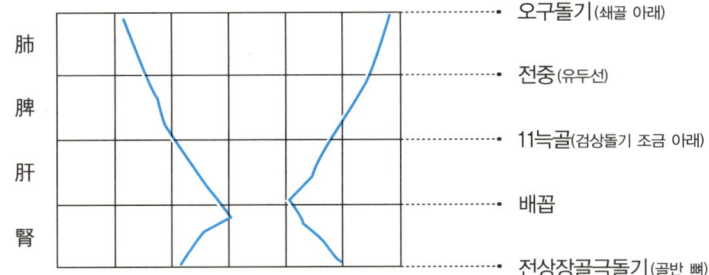

肺
脾
肝
腎

오구돌기(쇄골 아래)
전중(유두선)
11늑골(검상돌기 조금 아래)
배꼽
전상장골극돌기(골반 뼈)

표 3   태음인 : 간〉신〉비〉폐

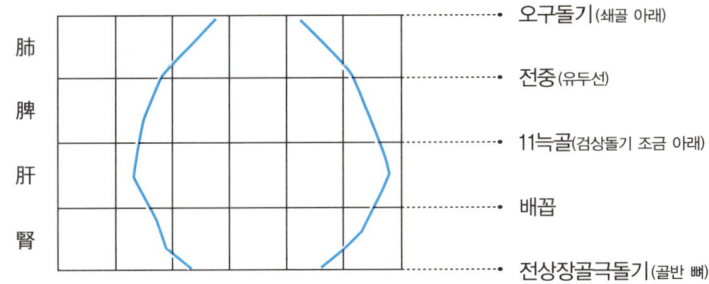

肺
脾
肝
腎

오구돌기(쇄골 아래)
전중(유두선)
11늑골(검상돌기 조금 아래)
배꼽
전상장골극돌기(골반 뼈)

표 4   소음인 : 신〉간〉폐〉비

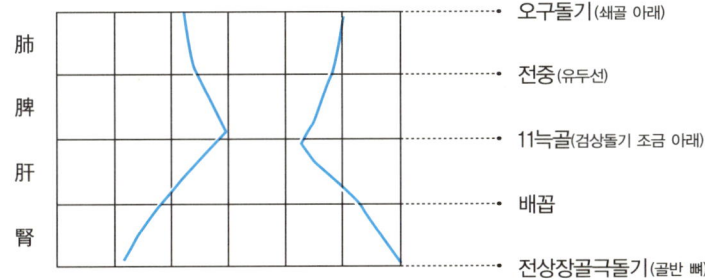

肺
脾
肝
腎

오구돌기(쇄골 아래)
전중(유두선)
11늑골(검상돌기 조금 아래)
배꼽
전상장골극돌기(골반 뼈)

기상氣像이란 장부의 대소에 따른 체형에서 뿜어져 나오는 기운의 모양이다. 운동을 많이 하거나, 살이 많이 찐 사람, 고생을 한 사람, 유약한 사람, 강건한 사람 등은 본래의 체형과는 다른 형태로 보일 수 있으니 형체만 보지 말고 흐름과 거기서 뿜어 나오는 기운을 보아야 한다. 배가 나왔다고 태음인으로 단정하면 곤란하다. 나이가 들면 배가 나오는 사람이 많다. 대부분 여자는 골반이 벌어지고 남자는 좁기 때문에 골반만 본다면 여자는 다 소음인으로 보인다. 남녀의 차이를 감안해야 한다. 여자들은 요즘은 꼭 그렇지도 않지만 얌전하게 보이는 사람이 많고, 골반이 커서 소음인으로 오인하기 쉽다. 얼굴이 갸름하고 하얗고, 얌전하고, 단아하게 보이면 소음인으로 보기 쉽지만 소양인도 의외로 많아서 소양인과 소음인을 구별하기 힘들 때가 많다.

태양인 여자는 체형은 장실하지만 간이 작고 옆구리가 협착하여 자궁이 부족하므로 아기를 잘 낳지 못한다. 소음인은 체형이 왜소하나 간혹 8~9척의 큰 사람도 있다. 태음인은 체형이 장대하나 간혹 단신인 사람도 있다. 소양인은 상실 하허上實下虛하여 흉곽이 발달하고 발이 가볍다. 빠르고 예리하고 용감하며 숫자도 비교적 많아서 가장 구별하기 쉽다고 하였다. 그러나 간혹 작고 단아한 소양인도 있어서 겉모양이 소음인처럼 보이는 사람도 있다. 태음인의 용모 사기容貌詞氣는 기거 유의, 수정 정대起居有儀 修整正大하다고 하였으니 무게가 있고, 의젓하며 위엄이 있다는 뜻이다. 소음인은 체임 자연, 간이 소교體任自然而 簡易小巧하다고 하였는데 생긴 모습이 크지 않고 동작에도 깊이가 없고 간략해서 감추지 못하고 자세히 보면 다 드러난다는 뜻이다. 소음인은 신경이 예민하고 속으로 삭히는 편이나 숨기지 못하고 속으로 삭히는 것이 바깥으로 다 드러난다.

성질과 재간을 본다

태양인은 직관력이 좋고 과단성이 있어서 소통을 잘 하고, 사귐(교우交遇)에 능하다. 소양인은 진취적인 기상이 있기 때문이며, 사무에 능하다. 태음인은 지나간 일을 잘 기억히여 확실하게 마무리 짓고 넘어가며, 한 우물을 파기 때문에 성취를 잘 한다. 소음인은 단아한 맛이 있는데 자기 절제를 잘 하기 때문이다. 잘 맞는 사람끼리 어울려 지내야 마음이 편하다. 간혹 작고 깨끗한(단소 정아短小靜雅) 느낌의 소양인도 있어서 소음인과 외형이 흡사한 사람도 있다고 하였다.

피부와 살집을 본다

태음인은 살집이 견실하고 소음인은 부연浮軟하다고 하였다. 태음인은 모공이 크고 살이 거친 느낌이 있고 피부 껍질이 두껍다. 태음인은 폐가 약해서 뿜어내는 기운이 약하므로 피부의 모공이 과대하게 발전하는 까닭이다. 그러나 간혹 부드러운 사람도 있다. 소음인의 피부는 부드럽고 껍질이 얇다. 소양인은 미끄럽고 부드러우며 엷어 보이나 만져 보면 연하지 않고 탄력이 있으며 소음인에 비하여 거칠다. 피부를 만져 보아 탄력이 없고 부드러우면 음인이고 탄력이 있으면 양인이다. 피부색은 가슴과 복부에서 보고, 거친가 부드러운가는 종아리에서 본다. 얼굴과 팔은 외부에 노출되어 검게 변할 수 있고, 가슴과 배는 대개 잘 드러나 있지 않고 부드럽기 때문이다. 대퇴부와 종아리의 살을 잡아 보아서 껍질이 두꺼운가 얇은가를 본다. 태음인을 만져 보면 대체로 피부가 투박하며 두껍고, 거칠게 느껴진다. 소음인은 모공이 치밀해서 부드럽게 보이고 만져도 부드럽다. 모공이 작고 껍질이 얇다. 소양인은 부드럽게 보이는데 만져 보면 거칠다. 모공은 보통이나 큰 사람도 있다. 태양인은 살결이 부드럽고 하얗기 때문에 훤하니 밝아 보인다. 발목의 두께를 본다. 양인은 발목이 가늘다. 빨리 움직이려면 가늘어야 한다. 달리기를 좋아하는 말의 발목이 굵지 않다는 것을 상상하면 된다. 소양인이 특히 가늘다. 음인은 발목이 굵은데 태음인이 더 굵다.

비대하고 얼굴색이 검은 사람은 태음인, 소양인에게 많다. 살찌고 흰 사람은 태음인, 소음인에게 많다. 살이 마르고 하얀 사람은 태양인, 소음인에 많은데, 태음인, 소양인도 있다. 태양인은 대체로 마르고 하얘야 건강하다. 마르고 검은 사람은 대개 소양인이다. 피부색을 볼 때 한국 사람이 황인종이라는 것도 감안해야 한다. 그렇지 않으면 백인들은 소양인이 없고, 흑인은 전부 소양인이라는 결과를 낳는다. 인종을 감안하고 보아야 한다.

위의 것은 절대적인 것은 아니다. 시대가 변하고 사회 풍습도 변하며 따라서 생활 양태 또한 변하기 마련이다. 예전에는 침묵이 금이었으나 지금은 자신의 장점을 드러내 보여야 하는 시대이다. 각종 미디어의 영향으로 정보의 홍수 속에 살고 있는 현대인들은 다양한 사고와 경험을 하고 있어서 그만큼 내면의 세계는 안으로 더욱 침착되고 밖으로 드러나는 모습은 허상일 때가 많다.

사상인의 피부 특성에 따른 문제점과 관리법

소음인少陰人

건강한 소음인이라면 피부가 얇고 매끄러워서 다른 체질에 비하여 보기가 좋다. 그렇지 못하면 기혈이 약하고 혈액 순환이 원활하지 않아서 피부가 건성일 경우가 많다. 겨울에 피부 건조증이나 인설鱗屑이 나오는 건선, 쌀알 정도의 고름 주머니가 달려 있는 면포가 군데군데 분포하는 여드름이 날 수 있다. 피지가 있으면서도 화농이 빨리 안 되어 배설이 안 되고 정체되어 잘 낫지 않는다. 이런 경우 월경에 문제는 없나, 변비는 없나를 살펴보아야 한다. 몸이 차서 자궁 내막의 박리가 잘 안 되므로 생리통과 흑색의 경혈이 나올 수 있고, 대장의 연동 운동이 더디어지기 때문이다. 이러한 내과적인 문제점을 해결하고, 항상 몸이 따뜻하도록 해주어야 한다. 꼭 끼는 청바지, 배꼽티는 절대 안 된다. 생강차, 계피차, 강황차, 인삼차같이 따뜻한 차 종류가 도움이 된다. 아랫배에 쑥뜸을 하거나, 온습포를 해주면 혈액 순환에 도움을 줄 수 있다. 운동은 너무 과격하게 하지 말고, 혈액 순환을 시킬 수 있는 정도로 하고, 스트레칭을 자주 해서 피부와 근막이 유착되지 않도록 해야 한다.

소양인少陽人

위에 열이 많아 가슴이 답답함을 호소하는 경우가 많다. 피부는 부드러워 보이지만 만지면 거친 것은 위열胃熱이 피부까지 미치기 때문이다. 열이 위로 상충하면 좁쌀 크기의 면포가 잘 생긴다. 동시에 가슴이 답답하고, 입이 마르며 구취가 나는데, 특히 변비에 유의해야 한다. 주위에서 쉽게 구할 수 있는 대나무가 위열을 없앨 수 있는 좋은 약재이다. 대나무 잎을 달여서 차로 만들어 먹거나, 대나무 기름을 내어 조금씩 먹는다.

태음인太陰人

피부에 가장 많은 문제점을 드러내는 체질은 태음인이다. 인구에서 차지하는 비율도 높은 편이라 더욱 그렇다. 평소에도 피부가 두껍고 모공이 커서 만지면 거친 느낌이 있어서 불만을 토로하는 경우가 많다. 문제가 생기면 피부가 지저분하다고 느껴지는 사람은 대부분 태음인이다. 피부는 폐의 분야인데, 간의 열이 성하고 폐는 차서 간의 열이 폐와 피부의 물기를 말리기 때문에 피지 분비가 많으면서 조금만 잘못하면 피부가 건조해져서 濕습과 燥조가 섞이면서 쉽게 피부병이 생긴다. 폐의 열을 식히기 위해서 물을 많이 먹고 피부 호흡을 돕기 위해 심폐 기능을 촉진시키고, 땀을 뺄 수 있는 유산소 운동을 한다. 냉온욕, 반신욕으로 땀을 빼도 좋다. 폐 기능이 약해서 반사적으로 피부에 모세혈관이 확장되어 얼굴이 빨갛게 상기되는 안면 홍조증이 생기고, 피지 분비가 왕성해서 염증성 여드름이 생기기 쉬운 체질이기도 하다. 혈액이 탁하다고 표현하는데 청혈 작용이 있는 미역, 다시마 등의 해조류와 민들레, 청매실을 설탕에 버무려 만든 효소를 상복하면 좋다.

태양인太陽人

간혈이 부족하고, 폐에 열이 있어서 피부에 윤택이 없어지면 아토피성 피부염 같은 건성 난치성 피부 질환을 호소한다. 아이가 태열을 나타내는 경우는 거의가 태양인이라고까지 말하는데, 꼭 태양인이 아니더라도 사람의 일생을 유년기, 소년기, 장년기, 노년기로 나누어 본다면 그 생리가 각각 태양인, 소양인, 태음인, 소음인의 특징을 보이기 때문이다. 고기를 삼가고, 식품 첨가물이 들어간 각종 음식물, 유제품을 피하며 자연 그대로의 삶을 유지하도록 한다. 다래, 머루, 포도, 키위, 메밀, 모과, 솔잎 등을 직접 먹거나 차로 만들어 마신다.

그 밖에 정신적인 수양법이 중요하다. 『동의수세보원』의 내용을 그대로 옮긴다.

"태음인은 밖을 살피면서 항상 가지고 있을 수 있는 겁내는 마음을 안정시키도록 노력하고, 소양인은 안을 살피면서 항상 가지고 있을 수 있는 두려운 마음을 안정시키도록 노력한다. 태양인은 나아가려고만 하지 말고 일보 후퇴해서 생각하고, 항상 가지고 있을 수 있는 급박한 마음을 안정시키도록 노력하고, 소음인은 가만히 안주해 있으려고만 하지 말고 일보 전진해서 생각하고, 항상 가지고 있을 수 있는 불안정한 마음을 안정시키도록 노력한다."

일반적인 양생법으로 화타와 한 노인의 말을 인용하였다. 화타가, "양생의 법은 매일 적당히 노동을 하되, 너무 피로하게 하지 말라"고 말했고, 한 노인은, "하루에 두 번 식사를 하고, 네다섯 번 식사를 하지 말며, 다 먹은 다음 더 먹지 말라"고 했다. 그러면 오래 살지 못할 이유가 없다는 것이다.

사상인의 음식 분류

체질에 대해 궁금해하는 사람들은 평소 섭생법, 특히 먹을거리에 관심이 많은 사람들이다. 개인적으로 보면 외식을 통해서 먹을 수 있는 특별한 음식이 아닌 집에서 조미료를 넣지 않고 자연의 맛으로 차린 일상 음식이 더 좋다. 멋을 잔뜩 부린 격조 있는 진수성찬을 보면 침이 안 넘어 가도, 시장에서 둘러앉아 상추쌈 싸 먹는 것은 침이 넘어 간다. 가까운 텃밭에서 따서 먹을 수 있다면 금상첨화이리라. 어쩌다 먹는 음식보다는 항상 먹는 음식이 몸에 편하고 잘 맞는다. 그러나 분명 체질에 따라 장기를 보완할 수 있는 음식이 있고, 그렇지 못한 음식이 있다.

태양인, 소양인은 양인이므로 맵고 더운 음식은 피해야 한다. 약간의 이뇨 작용이 있는 청량한 음식과 약재가 어울린다. 태양인은 간이 약하므로 간을 도울 수 있는 해물류(조개류, 게, 문어, 오징어)와 청량하고 담백한 채소류(버섯류, 키위, 포도, 머루, 다래, 감, 앵두, 모과, 송홧가루, 솔잎, 순채 나물, 배추), 메밀이 좋다. 소양인은 열이 성하고 음기가 부족하므로 서늘하고 생냉生冷한 음식(보리, 팥, 녹두, 조, 딸기, 호박, 가지, 당근, 배추, 상치, 우엉, 수박, 참외, 오이, 배추, 파인애플), 음기를 돋울 수 있는 돼지고기와 생선류(생굴, 해삼, 멍게, 전복, 새우, 가자미, 북어, 복어, 붕어, 갈치, 연어, 잉어, 가물치, 자라, 달팽이, 골뱅이)가 좋다.

태음인, 소음인은 음인陰人이므로 차가운 음식은 안 된다. 태음인은 음식에 구애됨이 없이 먹성이 좋고 간직하려는 성질이 있어서 비만이 되기 쉽다. 비만에 주의를 하고, 간장의 기능이 강하므로, 단백질이 풍부한 음식인 콩류와 쇠고기, 우유를 비롯한 유제품이 좋고, 폐를 도울 수 있는 율무, 수수, 옥수수, 밀, 들깨, 고구마, 호두, 잣, 은행, 배,

매실, 살구, 자두, 무, 오미자, 도라지, 더덕, 연근, 토란, 마, 고사리, 미역, 다시마, 김 등이 좋다. 소음인은 소화력이 약하고 몸이 차기 때문에 따뜻한 먹을거리(찹쌀, 차조, 감자, 꿀, 사과, 귤, 토마토, 복숭아, 시금치, 양배추, 미나리)와 매콤한 양념류(파, 마늘, 생강, 고추, 후추, 겨자), 지방이 적고 소화가 잘되는 육류(닭고기, 꿩 고기, 노루 고기, 개고기, 염소 고기, 양 고기, 명태, 조기, 도미, 멸치, 민어, 미꾸라지)가 좋다.

아래는 이제마 선생님이 직접 분류한 사상인 음식류이다. 모든 음식을 망라하진 않았으며, 다른 음식에 대한 분류는 후인의 첨삭이므로 참고하기 바란다.

소음인에 좋은 음식 : 대추, 파, 마늘, 달래, 산초, 후추, 고사리, 미나리, 꿀, 엿, 소금, 아주까리, 참기름, 감자, 메기장, 찹쌀, 개고기, 닭고기, 꿩 고기, 명태, 정어리.

소양인에 좋은 음식 : 오이, 배추, 참기름, 밀, 보리, 팥, 찰기장, 녹두, 청포(녹말묵), 돼지고기, 생계란, 가자미, 새우, 게, 가재, 굴, 해삼(참기름은 소음인, 소양인 모두 기재되어 있음).

태음인에 좋은 음식 : 밤, 가지, 배, 사과, 순무, 도라지, 설탕, 들기름, 벼, 조, 율무, 두부, 콩, 콩나물, 술, 쇠고기, 청어, 명란.

태양인에 좋은 음식 : 감, 감귤, 앵두, 다래, 배추, 국수, 조개류(배추는 소양

인, 태양인에 모두 기재되어 있음. 국수는 무엇으로 만든 국수인지 구체적이지 않으나 밀가루로

생각됨).

사상인	태양인	소양인	태음인	소음인
분포 비율 (만 명 기준)	3, 4명~10여 명	3,000명	5,000명	2,000명
장부 대소	폐〉비〉신〉간	비〉폐〉간〉신	간〉신〉비〉폐	신〉간〉폐〉비
체형	전체적으로 올라가면서 퍼진다. 여자는 체형은 장실하지만 간이 작고 옆구리가 협착히여 지궁이 부족하므로 아기를 잘 낳지 못한다.	흉곽이 넓어 양 갈비가 벌어지고 골반 부위가 좁다. 엉덩이가 가볍고, 발목이 가늘어 걸음걸이가 빠르다. 간혹 작고 단아한 소양인도 있다.	가슴과 골반이 좁고 가운데 퍼지는 형상. 뼈대가 굵고, 손발도 크고 비만형이 많다. 체형이 장대하나 간혹 단신인 사람도 있다.	흉곽이 작아서 양 갈비가 좁고 아래의 골반 뼈와 방광 부위가 퍼지는 형상. 체형이 왜소하나 간혹 8~9처의 큰 사람도 있다.
용모 사기	과단성, 직관력이 좋다. 귀가 발달하여 늘어져 있고, 얼굴도 크면서 길다. 눈에 광채가 있다.	진취적, 날래고 강맹하다. 입술이 얇고, 턱은 뾰족하다. 흉곽은 넓지만 에너지 소모가 커서 가슴은 작다. 강한 것 같으나 속은 감성적이다.	위엄, 무겁고 젊잖다. 에너지를 축적해서 가슴, 배, 다리가 두텁다. 이목구비가 뚜렷해 성글 성글하고, 입술이 두텁다.	단아, 사고형. 침착하다. 에너지의 화생이 잘 안 되어 기운이 없고 약한 느낌이다.
피부	살결이 부드럽고, 하얗기 때문에 훤하니 밝아 보인다.	미끄럽고 부드러우며 엷어 보이나 만져 보면 연하지 않고 탄력이 있으며 소음인에 비하여 거칠다. 흰편, 땀이 없다.	피부가 견실하다. 모공이 크고 땀이 많다.	피부가 부연하고, 희다. 부드럽고 윤기가 있고, 땀이 없다. 껍질이 얇다.

걸음걸이		발걸음이 가볍고 몸을 좌우로 흔드 는 편이다.	발이 무겁고 느릿 하다.	조심성이 있다.
음성		어운이 맑고 날 카롭고 기운이 좋다.	말이 적고 어운 이 침중하고 웅 장하다.	침착하고 온순 하다.
성질 재간	직관력이 좋고 과단성이 있어서 소통을 잘 하고, 사귐(交遇)에 능 하다.	진취적인 기상이 있고, 사무에 능 하다. 급하여서 발끈하 는 성질이 있으며 참을성이 없다. 남의 일을 자기 일처럼 봐 주고, 싹싹하다.	일을 잘 기억하 여 확실하게 마 무리 짓고 넘어 가며, 한 우물을 파기 때문에 성 취를 잘 한다. 정 직하고 고집이 세고 변동이 적 어서 미련하고 우둔하다는 말을 들을 정도이다.	단아한 맛이 있는 데 자기 절제를 잘 하기 때문이다. 잘 맞는 사람끼리 어울려 지내야 마 음이 편하다. 온순하고 침착하 나 예민해서 초조 한 사람도 있다. 급하여도 내성적 이어서 자기 의견 을 잘 표현하지 않는다.
식성		찬 음식을 좋아 한다.	편식 없이 과식하 는 경향.	편식, 소식 경향, 따뜻한 음식을 좋 아한다.
병적 상태	음식을 못 먹고, 토하는 증, 근이 양증 같은 마비 질환 등 선천성 난치 질환.	방광이 약하다. 화 가 많아서 스트레 스로 인한 신경증, 속쓰림 같은 난치 성 소화기 질환.	호흡 순환계, 성 인병, 과민성 대 장, 피부병, 간 질환.	소화 장애, 신경 성 두통, 소화 불량.
심리 상태	급박한 마음이 있다.	두려움이 있다.	겁이 많다.	불안정한 마음.
무병 상태	소변이 잘 통하면 건강하다.	대변이 잘 통하면 건강하다.	땀이 잘 나오면 건강하다.	소화가 잘되면 건 강하다.

병증	입에서 거품이 나오면 큰 병이다.	대변을 며칠씩 못 보면 큰 병이다. 두려운 마음이 무서운 마음으로 가면 건망증이 온다.	가슴이 뛰는 증세가 있고, 간혹 눈알이 은은하게 아프다.	식은땀이 나면 큰 병이다. 수족을 미세하게 떨고, 가끔 한숨 쉬는 일이 있다.
병이 잘 오는 부위	역류성 식도염 같은 올라오는 병에 걸리면 명치 부위가 바람에 뚫린 듯 헛헛하다.	이질에 걸리면 윗배가 안개 낀 듯 답답하다.	대변이 불통되면 가슴이 불난 듯 하다.	설사가 낫지 않으면 아랫배가 얼음장 같다.
이로운 음식	감, 감귤, 앵두, 다래, 배추, 국수, 조개류(배추는 소양인, 태양인에 모두 기재되어 있음. 국수는 무엇으로 만든 국수인지 구체적이지 않으나 밀가루로 생각됨).	오이, 배추, 참기름, 밀, 보리, 팥, 차기장, 녹두, 청포(녹말 묵), 돼지고기, 생계란, 가자미, 새우, 게, 가재, 굴, 해삼(참기름은 소음인, 소양인 모두 기재되어 있음).	밤, 가지, 배, 사과, 순무, 도라지, 설탕, 들기름, 벼, 조, 율무, 두부, 콩, 콩나물, 술, 쇠고기, 청어, 명란.	대추, 파, 마늘, 달래, 산초, 후추, 고사리, 미나리, 꿀, 엿, 소금, 아주까리, 참기름, 감자, 메기장, 찹쌀, 개고기, 닭고기, 꿩 고기, 명태, 정어리.
수양법	노기를 억제하여 안의 기운이 역류하지 않도록 한다. 고기는 삼가고 채소류 위주의 청량하고 시원한 음식을 주로 먹는다.	엉덩이가 가볍고, 실제 생각보다 말과 행동이 앞서 나가므로, 한발짝 뒤로 물러서 생각한다. 시원하고 담백한 음식을 먹는다.	비만, 변비에 유의. 폐 기능이 약하므로 운동을 규칙적으로 하여 땀을 내고, 목욕을 자주하여 순환을 촉진한다. 늘어지지 말고 적극적이어야 한다.	몸을 따뜻하게 하고, 건강할지라도 찬 음식, 과음, 과식을 피한다. 과격한 운동, 사우나 등으로 땀을 과도하게 내지 말고, 혈액 순환이 잘되는 정도로만 한다. 속의 감춘 마음을 털도록 노력해야 한다.

피부를 위한 스킨 롤링skin rolling

피부가 거친 부위, 칙칙한 부위는 근막이 유착되고, 혈액 순환이 안 되는 부위이다. 자세에 따른 결과이기도 하고, 외상에 의해서이거나 과도하게 사용한 때문이기도 하다. 사혈 요법, 마사지, 괄사 등의 방법을 이용하기도 하는데 잘못하면 오히려 부작용을 초래한다. 효과 좋고 간단한 방법은 엄지와 검지 사이로 피부를 들어 올려 말아서 미끄러지듯 아래서 위로 올라간다. 스킨 롤링skin rolling이라 한다. 등 부위는 허리에서 목덜미까지, 허벅지는 오금에서 엉덩이까지, 얼굴은 안쪽에서 바깥쪽으로, 목은 위에서 아래로 림프액의 흐름을 따라서 한다. 지방 덩어리가 뭉글뭉글한 셀룰라이티스cellulitis(봉와직염蜂窩織炎)와 통증에도 효과적이다.

3. 나이에 따른 피부 관리

피부 노화의 3대 요소는 자외선, 피부의 건조 정도, 혈액 순환이다

나이에 따른 피부의 특징, 방어력을 생각해야 한다. 너무 어릴 때부터 화장을 하거나 항노화 화장품을 바르지 않도록 한다. 자연스러운 피부의 호흡을 막아서 혈행을 방해함으로써 피부 노화를 촉진할 수 있다. 나이와 자신의 피부 타입에 맞는 피부 관리를 하여야 한다. 피부 관리는 좋은 화장품으로 피부를 보호하고, 영양을 공급하며, 자외선을 차단하는 방법과 각질을 제거하고, 피부를 자극하여 재생을 촉진하는 방법으로 대별되는데, 한방의 보사 개념과 같다.

현대는 영양 과잉 시대이다. 영양 과잉으로 인하여 기혈 순환이 정체되고 노폐물의 배출이 지연된다. 지성 피부로 색소 침착과 잡티가 있고, 여드름 · 뾰루지가 생기며, 모공이 크고 피부 껍질이 두꺼워진다. 한

방의 자락 요법에 해당하는 메조테라피와 미세다륜침법 같은 기계적 방법을 이용해서 기혈 순환을 촉진시켜 피부 호흡을 정상화하고 피부 톤을 개선시킬 수 있다. 사瀉의 개념에 해당한다. 가장 확실한 각질 제거 방법은 목욕탕에서 때 수건으로 때를 미는 방법이다. 하지만 가장 확실한 노화 촉진 방법이기도 하다. 아무리 지성 피부라 하더라도 피부를 보호하는 방어 작용을 하는 천연 보습 인자까지 파괴하여서는 곤란하다. 얼굴이 하얗고 건조하며, 모공이 작고, 각질이 얇은데 잡티가 있고, 잔주름이 있다고 해서 미세다륜침이나 프락셀 레이저, 필링 등을 한다면 오히려 부작용이 날 확률이 많다. 각질을 보호하는 천연 보습 인자(NMF)와 비타민 C·E 같은 영양 물질로 피부를 보호할 필요가 있다. 나이가 들면 자연히 노화가 진행되며, 얼굴이 건조해지고 잡티가 생긴다. 기능성 미백, 영양 성분을 발라 준다. 보補의 개념이다. 밭을 일굴 때 땅을 갈아엎고, 거름을 주듯 레이저나 미세다륜침으로 피부를 자극한 후 영양 성분을 바르는 보사 겸용의 방법을 쓸 수도 있다. 피부 재생을 위해 각종 처치를 한 다음에는 반드시 피부를 보호하는 피부 진정 팩과 보습제를 발라 주어야 한다.

피부는 치료보다는 예방이 중요하다

여성에게 많이 생기는 기미는 월경 후, 배란 후, 임신 후

에 잘 생긴다. 한번 생긴 기미는 시간이 가면 옅어지긴 하지만 완전히 없어지지는 않는다. 외출 시 자외선 차단제를 바르고, 비타민 C, 태반, 세라마이드, 코엔자임큐10 같은 항산화 물질이 함유된 영양 성분을 바름으로써 예방할 수 있다. 스트레스도 피부의 적이다. 이때 분비되는 아드레날린 호르몬은 피지를 증가시키고, 색소 침착을 유도하기 때문이다. 한방에서 원기라는 개념은 현대의 면역력이라는 말과 상통한다. 면역은 항노화, 항색소 침착과 관련이 있다. 나이가 들면 피부가 노화되고 색소가 침착된다. 어느 날 갑자기 눈가에 주름이 잡히고, 얼굴에 잡티가 생긴 것 같아도 그 씨앗은 이미 10대에 잉태된다. 원기를 키우는 한방 보약류, 항산화 성분이 풍부한 신선한 야채, 과일, 규칙적인 운동, 정신적 안정으로 몸, 마음, 영양 균형을 이루고, 나이에 따른 피부 관리를 한다면 훨씬 피부를 젊게 유지할 수 있다.

10대에는 혈액 순환이 잘되고, 피부가 매끄럽고 윤기가 있는 반면, 호르몬이 왕성해서 피지가 과잉 분비되어 여드름, 뾰루지가 잘 날 수 있다. 그때그때 적절한 처치가 필요하다. 이때 잘못 관리하거나 방치하면 모공이 넓어지고, 흉터로 피부가 우둘투둘해진다. 피부 트러블이 생기면 그때그때 바로 처치를 해주어야 한다. 피부의 자생력이 유지되도록 너무 화장품에 의지하지 않는다.

20대에 노화가 시작되어 눈가에 잔주름이 잡히고, 위 눈꺼풀과 턱이 처지기 시작한다. 피부의 윤기가 없어지고, 색소 침착이 올 수 있다. 20대 노화 예방의 핵심은 자외선 차단에 있다. 아이 크림을 바르기 시작하고, 보습에 신경 쓰도록 한다. 피부를 보호한다고 바르는 화장품이 피부 호흡을 막아 혈행을 오히려 방해하는 건 아닌지 생각해 보아야 한다.

30대에는 피부가 거칠어지고 칙칙해진다. 피부가 건조해지고 탄력이 없어지며, 미간과 눈초리, 아래 눈꺼풀이 처지기 시작한다. 20대에 햇볕에 노출되어 생긴 잔주름과 기미, 색소 침착이 짙어진다. 보습을 하고, 영양 크림을 충분히 바른다. 정기적으로 영양 보습 팩을 해서 피부의 탄력을 유지하도록 한다. 주름을 예방하고 탄력을 공급하는 기능성 제품으로 피부를 관리한다. 신진대사가 저하되므로 얼굴에 마사지를 한다. 아침에 일어나서 세수를 하듯이 40회 정도 얼굴을 위아래로 문지르고, 눈을 싸고 있는 뼈(안와)를 위, 아래로 꼭꼭 눌러 준다. 목뒤

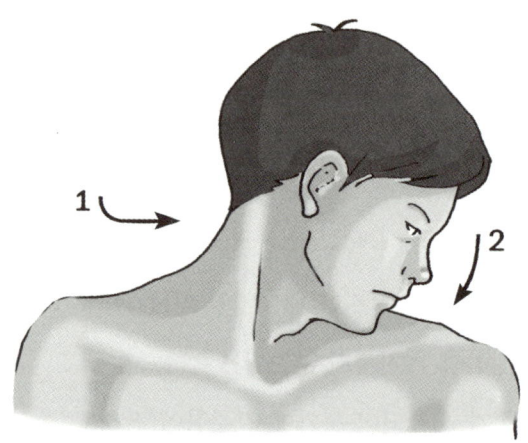

| 그림 1 |

목뒤와 앞, 옆쪽이 당겨지도록 목을 앞으로, 뒤로, 좌우 옆으로, 좌우의 회전을 더한다.

와 앞, 옆쪽이 당겨지도록 목을 앞으로, 뒤로, 좌우 옆으로, 좌우의 회전 더하기 굴곡(아래 그림 참조)으로 하는 스트레칭을 습관화한다.

얼굴과 등, 가슴의 피부를 엄지와 검지로 잡아서 말아 올리듯 하는 스킨 롤링 기법은 림프 순환을 돕고, 근막의 유착을 풀어서 피부의 탄력을 돕고, 부은 듯한 얼굴을 작게 만드는 효과가 있다.

40대에는 입가, 눈가 주름이 눈에 띄게 깊어지면서 피부가 중력의 영향으로 처지기 시작한다. 피부가 건조해지고 노화가 가속화되므로 고기능성 화장품을 발라야 한다. 아침저녁으로 아이 크림을 바르고 영양 크림을 얼굴 전체에 고르게 발라 준다. 피부가 칙칙하면 미세다륜침이나 초음파 등을 이용해서 비타민 C, 코엔자임큐10 같은 항산화 물질의 투입을 고려한다. 물을 많이 마시고, 항산화 물질이 풍부한 야채 위주의 식사가 필수이다. 잘 처방된 한약은 훌륭한 항산화제이며, 면역 기능을 상승시켜 주는 대표적 천연 약재이다.

50대는 폐경기와 맞물려 노화가 가속화된다. 위 눈꺼풀이 꺼지고, 목과 뺨 부분의 탄력이 떨어지면서 입과 턱이 아래로 처지며 목에 주름이 생기기 시작한다. 60대 후반이 되면 안면 아래쪽의 노화는 진정되나, 주름은 계속 깊어지고 피부가 전체적으로 늘어져 얼굴형이 변한다. 검버섯이 생기고 피부가 전체적으로 어두워져서 40대 이전에 어떻게 피부를 관리했나가 드러나는 시기이기도 하다.

〈참고 1〉

감작성 피부와 40~50대의 여성이 사우나에서 때를 밀면 피부에 기미가 생긴다. 민감성 피부는 각질층이 얇아서 보습도가 떨어져서 색소 침착이 잘되며, 노화는 빨라진다.

〈참고 2〉

여드름이 터지고, 고름이 잡히면 건강한 사람이다. 면역 기능이 살아 있기 때문이다. 고름을 잘 짜내고, 피지를 제거하기 위해 각질층을 벗기는 필링을 하기도 한다. 흉터형 여드름, 곪지 않고 피만 맺혀 있는 여드름은 각질을 제거하면 안 된다. 면역력이 부족해서 세균과 싸우지 못하고 정체된 상태로 있는 것이다. 오히려 영양을 공급해서 균과 싸우게 하여야 한다. 전자는 한방에서 사의 개념으로, 후자는 보의 개념으로 접근한다.

4. 피부 트러블의 해결

눈은 마음의 창이고, 얼굴은 오장 육부의 상태를 보여 주는 문이다

피부가 본래의 색깔을 잊고 창백하게, 붉게, 푸르댕댕하게, 칙칙하게, 누렇게 변하고 윤기가 없어지는 것은 각각 폐장, 심장, 간장, 신장, 비장 등 오장의 나쁜 기운이 밖으로 뿜어져 나오는 현상이다. 아무리 얼굴을 레이저로 긁고, 영양 크림을 발라도 해결되지 않는다. 오장 육부의 기운을 먼저 조절해 주어야 한다. 피부병은 내과 질환의 한 표현이며, 인체에서 처리되지 못한 각종 노폐물, 유해 물질이 바깥으로 드러난 것이다. 그렇다고 해도 오장만 튼튼히 하고 피부에 나타난 문제를 그대로 방치하자는 것은 아니다. 무엇이든 병변이 생긴 곳은 흔적이 남기 마련이다. 감기 뒤끝에 기관지 손상으로 기침을 하듯, 발목을 삐었는데 저절로 낫겠지 하다가 나중에 보면 평소에는 괜찮다가 운동, 등산을 한 날은 다시 아파 오듯 피부의 병변은 흉터를 남길 수 있다. 모든 병증은 사슬처럼 연결되어 마치 퍼즐처럼 보이기도 한다. 어깨가 아픈 사람이 근육 생리적인 문제보다 간이나 비장의 근막 유착 때문일 수 있다. 소화가 안 되는 사람이 위가 안 좋아서 그럴 수도 있지만 다른 심리적인 문제에서 기인할 수도 있고, 횡격막의 부전 때문일 수도 있는 것이다.

신경 병리학적으로 전혀 관계가 없는 것 같아도 어딘가 퍼즐이 숨어 있다. 예를 들어 발목을 삔 사람이 있다고 하자. 완전히 회복되진 않았으나 걷는 데 큰 불편은 없어 치료를 소홀히 하였다. 통증 때문에 다른 근육을 사용하다 보면 전체적인 근육의 균형이 깨진다. 아래로부터 불균형한 근육의 부하는 복부의 복직근과 복사근의 좌우 균형을 깨뜨리고, 복막의 유착을 가져와 복통을 일으킨다. 더 올라가서 목 쪽의 승모근이나 흉쇄 유돌근, 후두하 근육이 견결되면서 목과 어깨의 통증을 야기할 수 있다.

인체는 몸에 이상이 생기면 처음에는 이를 치료하려고 하다가 잘 안 되면 나중에는 일단 덮어서 묻어 두려는 경향이 생긴다. 몸이 약간 틀어져 양쪽의 균형이 깨져 있어도 본인은 전혀 인지하지 못하는 것도 이 때문이다. 당장에 통증이 없다고 하더라도 걸을 때마다 인대와 근육에 가해지는 중력과 인대의 긴장, 근육의 수축 등이 적절히 협조가 안 되면 척수 레벨의 고유 감각 수용체에서 잘못된 정보를 뇌에 전달하고, 척수에서의 반사 신경에도 문제가 생겨서 쉽게 다시 삐는 일이 반복하게 된다. 반복된 손상은 미주 신경을 자극해서 과다하게 위산 분비를 하고, 소장과 대장으로 넘어가 독소가 분해되지 못함으로써 두통, 어지러움, 알레르기, 피부병 등을 일으킬 수 있다. 피부 질환뿐 아니라 모든 불편한 증상은 조기에 치료를 하는 것이 원칙이다. 삐끗한 발목처럼 속에 남은 조직의 유착은 잘 보이지 않지만 외부 손상, 피부 질환 같은 밖에 남은 유착은 눈에 보이는 흉터나 색소 침착으로 남을 수 있고 뇌에도 좋지 않은 영향을 준다. 반드시 그때그때 처치를 해서 후유증이 남지 않도록 한다. 겸하여 기혈 순환이 좋은 건강한 몸은 치유를 빠르게 하고 흉터나 색소 침착을 최소화하므로, 몸과 마음, 영양 상태를 균형 있게 함으로써 내장을 튼튼히 하는 데도 소홀하지 말아야 한다.

내장이 튼튼한가 아닌가는 망진을 통해서 얼굴을 보아도 알 수 있지만 본인이 호소하는 각종 증상들, 이를테면 두통, 어지러움, 입 마름, 가슴이 두근거림, 번열감, 수족 냉증, 수면 등을 통해서도 알 수 있다. 만약에 다른 어떠한 불편함도 호소하지 않는다면 어떻게 접근을 할 것인가?

인체의 기는 순환한다

기는 눈에 보이지 않지만 혈과 같이 가므로 혈의 흔적을 보면 기의 상태를 알 수 있다. 바람이 불면 물결이 흔들리듯 몸 안의 기의 상태는 피의 흐름을 따라 나타난다. 맥진이란 기의 영향을 받은 피의 흐름, 즉 맥동을 감지해서 장부의 강약을 알아내고자 하는 한방 진료 수단이다. 기혈 순환을 볼 수 있는 다른 중요한 지표 중 하나는 음식의 대사이다. 음은 마시는 것이니 물이고, 식은 먹는 것이니 건더기다. 물과 건더기를 합쳐 수곡水穀이라고 표현한다. 물은 땀과 소변으로 대별되고, 곡식은 소화와 대변으로 대별된다. 땀은 폐와 피부를 통한 호흡으로 나오는 수분을 포괄한다. '폐는 위쪽에 있는 물의 근원이다(폐자수지상원肺者 水之上源)'라는 한의학 용어는 수분 대사에서 폐의 중요성을 말해 준다. 땀, 소변, 소화, 대변이 통창하면 건강하고, 그렇지 못하면 건강하지 못한 잠재적 환자군이다. 땀과 소화는 기화 작용을, 소변과 대변은 동화 작용을 대표한다. 땀과 소변은 기의 출입으로 나타나는 변화이며, 소화와 대변은 기의 승강으로 나타나는 변화이다. 꼭 아파서 눕지는 않는다 하더라도 피부가 칙칙해지고, 피지가 분비되고, 뾰루지가 나는 등의 증상은 기의 승강 출입이 원활하지 못해 피부의 보호 기능이 발동한 결과이다. 피부는 외부의 적을 방어하는 전선이자 몸 안의 독소가 발산되는 장소이다. 운동과 반신욕 등으로 담이 잘 나가게 하고, 대소변에 문제가 없게 하면 피지선, 땀샘, 피부에 기생하는 바이러스, 모낭충, 세균 등이 서식하는 환경이 나빠져서 피부는 원래의 모습으로 돌아올 수 있다.

음식

소화를 대표하는 기관은 비장과 위장이다. 비·위장은 오행 중 중앙 토土에 속해서 가운데에서 기혈의 승강을 조절한다. 잘못된 식 습관과 과도한 스트레스는 이들 기관을 나쁘게 한다. 제때 식사를 못하고 거르거나, 과식, 폭식을 하다 보면 영양이 부족하거나 과잉된다. 살이 찌거나 잘 붓는 것은 일차적인 책임이 이러한 잘못된 습관으로 인한 비·위장의 부실 때문이다. 넘치는 물을 제방으로 막을 수 없듯이 비·위장이 부실하면 제어할 수 없기 때문이다. 너무 생각을 많이 하면 비장을 손상하고, 노여움이 쌓이면 간장을 손상한다. 간장이 손상되면 목극토木克土의 현상으로 소화가 안 된다. 소화가 안 되어 생긴 탁한 기운은 위로 훈증이 되고, 피부가 스스로를 보호하기 위해 유분을 과다 분비해서 피지가 쌓이면 뾰루지가 되고 여드름이 된다. 웃음 요법과 울음 요법이 효과적일 수 있다. 마음껏 까닭 없이 마구마구 웃고 울다 보면 가슴에 쌓인 분노와 억울함이 풀어지고 기혈 순환이 원활해지며 소화 기능이 좋아진다.

땀, 소변, 대변

물은 생명의 어머니이다. 모든 대사 과정에서 물이 필요하다. 물, 미네랄, 식이 섬유는 몸에서 나오는 노폐물을 배설시키는 청소부이다. 먹고 마시는 각종 음식들은 결국 분해되고 필요한 성분은 쓰고 저장을 하며 나머지는 땀, 소변, 대변으로 배설한다. 배설 기관에 문제가 있으면 인체에 노폐물이 쌓이게 되고, 그 결과 피부에 문제를 야기한다. 등산객이 산에 올라 각종 쓰레기를 마구마구 버린다면 산은 몸살을 앓는다. 나무들은 시름시름 초록을 잃어 가고, 거기에 서식하는 동물들도 살 수가 없다. 비라도 왕창 와서 쓰레기를 치우면 산이 좀 살 만할까? 사람도 마찬가지이다. 사우나로 땀을 빼고 이뇨제, 변비약을 먹는 것이 일시적으로 도움이 되기도 한다. 하지만 근본적인 해결책은 아니다. 만약에 땀, 소변, 대변에 문제가 있다면 일시적인 해결보다는 오장의 상태를 점검하여야 한다. 물론 먹을거리를 청정하게 해서 찌꺼기가 적게 나오게 하는 것이 먼저임을 명심하자. 음료수가 아닌 물과 인스턴트식품이 아닌 제 땅에서 나온 제철 음식을 먹어야 한다는 기본은 상식이니 여기에서는 생략한다. 아울러 땀이 날 정도의 운동을 규칙적으로 함으로써 내장이 움직일 수 있는 공간을 확보하고, 맥동이 활발하게 뛰어 피가 다니는 혈관을 깨끗하게 하면 소화도 잘되고, 대소변도 잘 통하게 되며, 피부도 고와질 것이다.

부종

과잉된 에너지와 배설되지 못한 노폐물이 쌓이면 인체는 이를 포용하기 위해 체적을 불린다. 지방과 부종은 마치 형제와 같다. 지방이 수분을 함유하고, 부종으로 늘어난 세포 조직 사이로 지방을 축적시키기 때문이다. 이들은 모세 혈관을 압박하고 혈액 순환을 막아서 근막을 유착시키고 셀룰라이트cellulite를 생성시켜 고도 비만으로 가게 한다. 체수분은 세포를 형성하는 세포막 내 체액의 총량인 세포 내액과 근육 세포 사이의 간질액과 혈액의 수분 성분인 혈장 등 세포막 밖에 존재하는 세포 외액으로 나눈다. 세포 내액과 세포 외액은 2:1의 비율로 합계 60% 정도의 비율을 점하고 있다. 부종은 세포 외액이 과다한 경우이다. 노인이나 만성 질환자들은 겉보기에는 부종이 나타나지 않아도 세포 외액이 상대적으로 많아질 수 있는데 영양 결핍성 부종이다. 세포 내액과 세포 외액이 일정한 비율을 유지하면서 부어 있다면 장기의 기질적인 병변은 없다고 하더라도 비만 체질이라고 보아야 한다. 아침에 일어나면 부어 있고, 오후에는 빠졌다가 피로하면 다시 붓는 사람은 세포 내액과 세포 외액이 균형을 이루고 있다고 하더라도 체질적으로 신진대사가 느리고 오장의 균형이 맞지 않는 사람이다. 한방에서는 비·위장이 한습하거나 열습해서 기혈의 흐름이 정체된 때문으로 본다. 이런 사람은 쉽게 살이 찐다. 비만은 각종 성인병의 뿌리이자 피부의 적이다. 피부가 두꺼워져 피부 호흡을 막고, 다행히 땀이라도 나면 다행이지만 그렇지 못하면 피부에 문제를 야기한다.

섭생법

1. 물을 많이 마신다. 주스와 청량음료는 제외한다.
2. 식이 섬유가 많이 함유된 해조류, 야채, 과일을 많이 먹는다.

저녁에는 단 성분이 많은 과일을 안 먹거나 조금만 먹는다.

3. 운동을 한다. 몸을 부지런히 움직여서 노폐물이 잘 배설되도록 한다.

4. 짜게 먹지 않는다.

5. 아침에 잘 붓는 사람은 저녁을 일찍 조금만 먹어서 염분이 저류되지 않고 충분히 소화가 된 다음 잠자리에 들도록 한다.

6. 저절로 낫기를 기다리지 말라. 특히 피부병과 외부 손상은 그때그때 치료한다. 흉터를 비롯한 모든 유착은 기의 흐름을 방해한다.

5. 내 삶의 아름다움을 위해

먼저 자기 자신을 보호하라

세상을 살다 보면 의지대로 살기가 힘들다. 사실 미운 일곱 살이라는 말은 사회에서 요구하는 사람(부모)과 자아와의 충돌이다. 하지만 가만히 따져 보면 부모의 말과 가르침은 대체로 맞다. 곧 자아의 비이상성이다. 욕구대로 하는 자아란 대부분 편하고 쾌락을 좇는다. 스스로 절제하고 반성하며 완성해 나가는 자아란 대부분의 사람에게는 매우 어려운 일이다. 생각해 보라, 부모가 보호하지 않는다면 태어나서 걷고, 혼자 밥을 먹을 수 있는 나이가 된 이후에 성인이 될 때까지 컴퓨터, 청량음료, 인스턴트식품, 나쁜 길로의 유혹에서 자유로울 수 있을까? 성인이 되어 사회생활을 하다 보면 밤을 새기도 하고, 술에 만취하기도 하며, 한데서 잠을 지새우기도 한다. 너무 과하지만 않으면 대개 묵인되는 분위기인데, 이때도 브레이크 없는 자동차처럼 소위 방탕한 생활을 한다면 건강한 생활을 계속 유지할 수 있을까? 자기 자신을 조금이라도 사랑하는 마음이 있다면 어쩔 수 없는 상황에서 아무리 몸을 혹사할지라도 한층 더 먹을거리, 입을 거리, 잠자리를 일정하게 하여야 한다. 거처가 일정하고, 춥고 더움을 적절히 하며, 바른 먹을거리를 한다는 자체가 자신을 사랑하는 행위이다. 나아가 마음의 여유를 갖고 자신을 돌아보라. 자신이 얼마나 소중한 존재인지를 자각하라. 내가 병들고, 죽는다면 세상은 얼마나 의미가 없을 것인가? 나로 인해서 세상이 존재한다는 존재감은 나를 아름답게 하고, 나를 소중하게 하며, 나와 똑같은 존재인 다른 사람까지도 사랑하게 될 것이다.

피할 수 있다면 피하라

자신을 사랑하라고 했다고 자기 편한 것, 손쉬운 것만 하라는 뜻은 아니다. 여름에 덥다고 감기 걸릴 정도로 냉방을 과하게 하고, 겨울에 춥다고 실내에서 반팔 입을 정도로 난방을 하는 것은 옳지 않다. 사람들은 건강을 위해 무엇을 해야 하느냐고 묻는데, 건강에 나쁜 것은 도처에 깔려 있지만 건강에 좋은 것은 사람들이 싫어하고, 노력해야 하는 것들이 많다. 따라서 무엇을 할 것인가를 생각하는 것보다는 금하는 것을 먼저 생각하는 것이 빠르다. 도처에 깔린 것이 건강에 해로운 것들이기 때문이다. 이를테면 도시에 살면서 어쩔 수 없이 부딪히는 환경 문제가 그렇다. 집 자체도 친환경적이 아니고, 우리가 입는 옷, 음식, 비누, 치약, 샴푸도 그러하다. 문밖에만 나가도 미세 먼지와 자동차 매연에 시달린다. 건강에 해롭다는 것을 알면서도 어쩔 수 없이 부딪히는 것이 있는가 하면 조금만 신경 쓰면 피할 수 있는 것들도 많다. 세상에는 하고 싶은 일, 먹고 싶은 음식, 가고 싶은 장소가 너무나 많다. 모르면 어쩔 수가 없지만 알면서도 피하지 못한다면 이 어찌 안타까운 일이 아닐 것인가? 알면서도 어쩔 수 없는 인간의 본성, 달콤함의 유혹을 벗어나기란 어렵다. 하지만 우주의 중심, '나'를 사랑하는 마음으로 실천하자는 생각에서 아래와 같이 정리해 보았다.

- 담배, 술을 먹지 마라. 커피도 많이 마시지 말라.
- 청량음료, 과자, 빵 등을 먹지 마라(밀가루의 글루텐을 피하라). 일단 공장에서 대량 생산된 제품은 무언가 첨가물이 들어가지 않고는 맛이 없고 변질의 우려가 있기 때문에 유통되기 어렵고, 이익을 남기기도 힘들다. 인스턴트식품을 피하고, 조리 시간이 오래 걸리는 슬로푸드를 먹는다.
- 유제품을 먹지 마라(시중의 우유 제품은 제품 출시 전에 균질화라는 과정을 통해서 산화되어 과산화지질이 형성된다).
- 고기를 많이 먹지 마라. 먹는다면 구운 고기는 피하고 삶은 고기를 먹어라. 단백질은 세포 대사에 필요하긴 하지만 하루 50그램 정도이며, 맛있는 고기는 지방이 사이사이에 들어 있어 좋은 단백질이라 할 수 없

다. 양질의 단백질은 지방이 거의 없는 닭 가슴살같이 퍽퍽한 부분이다. 더구나 식물에도 단백질이 들어 있기 때문에 꼭 고기를 먹어야 한다는 생각은 잘못이다.

■ 저녁에는 탄수화물 섭취를 많이 하지 말고, 과식을 금하라. 저녁 이후에는 육체적 활동이 적기 때문에 탄수화물이 대사가 안 되고, 늦게까지 먹으면 대사 부진으로 노폐물이 쌓이며 다음날 몸이 붓는 부작용이 생길 수 있다.

■ 장시간 한 자세를 유지하지 말고, 자꾸 자세를 바꾸어라. 움직이는 돌에는 이끼가 끼지 않는다. 정지된 자세는 혈행을 나쁘게 하고, 근육과 장 간막의 혈행을 저해한다.

■ 과유불급, 지나침이 모자람만 못하다는 말을 명심하라. 과식을 삼가고 골고루 먹어라.

■ 화학 세제, 비누를 쓰지 마라. 화학 성분인 계면 활성제가 문제이다. 빨래도 자연 세제를 쓰는 게 좋겠고, 섬유 유연제는 쓰지 말아야 한다.

■ 석유계 화합물 범벅인 화장품을 쓰지 말고 자연 친화적인 화장품을 써라.

■ 목욕, 샴푸를 너무 자주 하지 말고, 때를 벗기지 마라. 때는 표피의 각질층과 먼지이다. 물로 씻는 것만으로 먼지는 떨어져 나간다. 표피의 각질은 몸의 살아 있는 세포 조직으로서 아직 할 일이 남아 있다.

■ 건강식품을 남용하지 마라. 약 좋다고 남용 말고, 약 모르고 오용 말자는 말이 있다. 건강식품도 마찬가지이다. 만약 먹는다면 목표가 뚜렷해야 한다. 이를테면 오메가3을 먹는다면 혈관 노화가 염려되는 사람에게 좋다.

홍삼이 보약이긴 하지만 아무에게나 보약이 되진 않는다. 합목적성이 있어야 한다. 한방 고전에서의 보약은 음약飮藥이니 곧 밥이다. 인삼을 포함한 한약재는 독약毒藥으로 표현되어 있다. 한쪽으로 치우친 편향성이 있기 때문이다. 식사는 골고루 편식을 하지 않는 것이 좋고, 약은 편식을 함으로써 다른 한쪽으로 치우친 편향성을 교정하는 것이 목적이다.

■ 기타 표준 체중을 유지하고, 여성들의 경우 체형을 망치는 하이힐을 신지 않아야 한다.

부지런하라

건강한 피부와 몸은 결코 공짜로 얻어지지 않는다. 삶을 사는 태도가 적극적이면 얼굴도 아름다워진다. 바쁘다는 핑계로 운동도 안하고, 먹는 것으로 보충하려 하며, 모처럼 휴일엔 피곤하다고 잠만 잔다면 당장은 편하지만 40이 넘어가면 건강 관리를 한 사람과 조금씩 차이가 생긴다. 피부도 투자를 해야 한다. 피부 관리실에서 관리를 받지 않고, 아침마다 스스로 하는 얼굴 마사지만 하여도 크게 도움 받는다. 자신의 피부 타입에 맞추어 천연 재료로 팩을 하거나 발라 주어서 피지를 제거하고, 영양을 준다면 금상첨화이다.

다음은 일상생활에서 지키면 좋은 건강법이다.

1. 잠을 7시간 이상 충분히 자라.

밤에 잠이 부족하다면 낮에라도 쪽잠을 10분 정도 자면 좋다. 더불어 기거를 일정하게 한다. 옛말에도 잠은 한 곳에서 자라고 했다.

2. 스트레칭과 얼굴 마사지, 몸 두드리기를 생활화하라.

피부에서 나오는 유수분은 천연 보호막이다. 세수를 하고 나서 얼굴이 땅기는 것은 천연 보호막이 제 구실을 못하는 때문이고, 유분이 함유된 합성 화장품으로 대신하다 보면 점점 피부는 건조해진다. 스트레칭, 마사지, 두드리기를 매일 하다 보면 피부의 자정력이 살아난다.

3. 일주일에 3회 이상, 30분 이상 땀이 나도록 운동을 하라.

심폐 기능이 좋아지면 전신의 세포도 건강해진다.

4. 자세를 바로 하라.

척추 선은 얼굴의 코 선이다. 척추가 휘면 코가 휘고, 얼굴의 좌우가 틀어진다. 마치 건물의 한쪽이 휘면 전체적인 균형을 잡기 위해 전체적으로 다 휘는 것과 같은 이치이다. 척추가 바르면 얼굴 선이 산다. 항상 바른 체형을 유지하도록 노력하여야 한다.

5. 물을 많이 먹어라.

우리 몸의 70% 이상이 물이다. 물은 몸 안의 노폐물을 내보낼 수 있는 최상의 해독제이다. 하루 2리터 이상의 물을 마시되,

약간 차게, 될 수 있으면 공복에 생수로 약간 흔들어서 천천히 마신다. 물을 흔들면 용존 산소를 높일 수 있다.

6. 야채, 해조류를 많이 먹고 적당한 과일 섭취로 비타민과 무기질의 섭취를 충분히 하라.

이들은 식이 섬유가 있어서 물과 더불어 몸의 노폐물을 제거하며 항노화, 항산화 작용을 가지고 있어서 몸을 새롭게 하는 효과가 있다.

7. 한국 고유의 전통적인 식단을 유지하라.

훈자 지방 등 장수 지방 사람들이 장수하는 이유는 그 지방에서 나는 먹을거리를 가공하지 않고, 산지에서 바로 거의 평생을 먹기 때문이다. 세 살 버릇 여든 간다는 말이 있다. 세 살 이전의 기억들은 평생 유전자에 각인되어 남는다. 어릴 때 김치를 안 먹으면 커서도 김치를 잘 안 먹는다. 아기 때 잘 발효된 김치를 옅게 희석해 입에 묻혀 주면 평생 김치의 오묘한 신맛을 못 잊는다고 한다. 재래식 된장과 간장은 염류의 독소를 제거하고 깊은 맛을 더해 주어 건강에 도움을 준다. 어릴 때 먹었던 음식은 마음을 푸근하게 하고, 정서적 안정에 도움을 준다.

8. 계절에 맞추어 의복을 입는다.

유행에 맞추어 입는 꼭 끼는 옷, 과다한 노출은 보기에는 좋을 수 있으나 건강에는 해롭다.

동의보감에 나오는 음주 금기

1. 알코올 중독에는 단 음식이 좋지 않다.

2. 음주 시 밀가루 음식은 기의 소통을 방해한다.

3. 음주가 과하면 빨리 토하는 게 낫다.

4. 취한 상태에서 억지로 밥을 먹지 마라. 종양이 생길 수 있다.

5. 취한 상태에서 차가운 바람을 맞으면 풍에 걸릴 우려가 있다.

6. 취하고 배부른 때는 달리거나 차를 타지 마라.

7. 취한 상태에서는 남녀관계를 하지 마라. 작게는 얼굴에 흑자가 생기고, 기침을 하며, 크게는 장기를 손상해서 수명을 단축한다.

8. 술을 빨리 마시지 마라. 폐가 손상된다.

9. 술이 덜 깨고 갈증이 날 때 물이나 차를 너무 많이 마시면 신장에 영향을 주어 수종, 당뇨병, 다리 저림병이 생길 수 있다.

* 갈증을 해소하고 몸의 진액을 도우며, 소변을 이롭게 해서 술독을 해소하는 데는 칡, 인삼, 귤껍질, 헛개나무, 콩나물 등이 좋으며, 이들을 연하게 달여 따뜻하게 수시로 먹으면 숙취해소에 도움이 된다.

6. 형상으로 인체를 바라보는 법

동양의 고전적인 우주관은 아무것도 없는 혼돈에서 질서가 잡히면서 음양이 분화한다고 본다. 백지 상태인 태소太素에서 태극, 음양, 사상, 팔괘로 진화하는 우주 변화의 원리는 우리 태극기에도 잘 표현되어 있는 바이다. 우주의 기본 단위가 곧 음양인데, 이것은 하늘과 땅이며, 그 하늘과 땅의 기운을 받아 사람이 태어났으니, 사람 또한 우주처럼 귀한 존재인 것이다. 이것을 일컬어 삼재三才 사상이라고 한다. 오행은 음양이 분화하는 과정 중에 생겨나는 변화의 원리를 설명하며, 이것을 목, 화, 토, 금, 수로 표현한다. 이러한 사상은 각 지역마다 약간의 차이가 있을 뿐 대동소이하다.

인도의 고유 의학인 아유르베다는 만물을 생성하고, 성장시키며, 성숙시키고, 변화시키며, 포용하는 지地, 수水, 화火, 풍風, 공空의 5개 원소가 우주를 구성하기 시작했고, 이들 간의 적절한 조합 방식에 의해 천지간의 모든 것이 생성되었다고 한다. 고대 그리스에서도 우주가 지,

수, 화, 풍의 4원소의 조화로 이루어진다고 했고, 히포크라테스는 인간의 체질을 점액질형, 우울형, 다혈질형, 담즙형의 네 가지로 나누었다.

◆ **서양 의학의 기초 4원설**

지地	수水	화火	풍風
건성, 냉감	습성, 냉감	건성, 열기	습성, 열기
고체 상태	액체 상태	연한 상태	휘발 상태
남성(가시성)	여성(가시성)	남성(불가시)	여성(불가시)

◆ **히포크라테스의 체질 분류**

점액질형		우울형
자신 억제형 자기 표현을 잘 안함 억압 하에 강한 인내	내 향 적	조용히 지냄 우울하게 보임 압력받으면 우울해짐
항상적		가변적
다혈질형	외 향 적	담즙형
쾌활함 억압 하에서도 과잉 행동		매우 민첩하게 행동 억압받으면 즉시 조치를 취함

음양의 분화를 잘 보여 주는 대표적인 산물이 컴퓨터이다. 컴퓨터는 0과 1의 조합으로 만 가지 형상을 표현할 수 있다. 인간과 컴퓨터의 차이라면 많은 영화에서 소재가 되고 있듯이 인간만이 가지는 '마음'

이 아닐까 한다. 인간의 두뇌에 해당하는 CPU에 감정을 넣을 수 있다면 완전한 인간을 구현할 수도 있을 것이다.

인간은 소우주의 관점에서 볼 때 끝없는 음양의 분화 상태를 보여준다. 일차적인 인간의 음양론적 분화는 남자와 여자이다. 남자답다, 또는 여자답다 하는 말에는 절대적인 양과 절대적인 음의 그림을 그릴 수 있다. 강인함, 빠름, 움직임, 외향적임, 공격적임이 양(남자)의 이미지라면 부드러움, 느림, 움츠림, 내향적임, 포용력 있음은 음(여자)의 이미지이다. 그러나 절대 양과 절대 음은 있을 수 없다. 남자다운 남자에도 여성스러움이, 여자다운 여자에도 남성스러움이 존재한다. 이것은 여성에게 남성 호르몬이 분비되고, 남성에게도 여성 호르몬이 분비되는 것과 같다. 크게 보아 사람이라는 공통점 안에서 남성과 여성이라는 구분이 있고, 그 안에서 처한 환경과 감정의 이입에 따라 그것은 다시 천태만상으로 갈라진다. 이것을 거꾸로 보면 각양각색의 인간상을 몇 가지 카테고리로 축약할 수도 있으니, 사상의학도 그중 한 가지이며, 형상 의학도 마찬가지이다. 거기에 어떤 눈을 가지고 재단하는가에 달려 있을 뿐이다.

『동의보감』 '신형편身形篇'에, "사람의 형태가 김(장신)이 짧음(단신)만 못하고, (덩치가) 큼이 작음만 못하고, 살찜이 마름만 못하다. 사람의 피부색은 흰 것이 검은 것만 못하고, 여림이 성숙함만 못하며, 얇음이 두꺼움만 못하다. 뚱뚱한 사람은 습이 많고, 마른 사람은 화가 많으며, 얼굴이 희면 폐기가 허약하고, 검으면 신기가 부족하다"고 하였다. 사람이 살아가는 데 있어 환경에 잘 적응하는 사람과 그렇지 못한 사람으로 구분할 수 있는데, 키가 작고, 덩치가 작으며, 군살이 없고, 얼굴색은 검고, 피부가 잘 손상되지 않고, 두꺼운 사람이 환경에 잘 적응하며 건강에 유리하다는 뜻이다. 우리가 갖고 있는 미에 대한 기준에는 부합하지 않으나 과학적인 통계에 의하면 가장 건강할 수 있는 인체 조건들이다.

위에서 본 바와 같이 인간을 분석할 수 있는 여러 조건과 도구들이 있으니, 이것을 분류하여 본다. 일단 여자가 여성스러움은 여성의 생리에 잘 맞는 것이고, 건강할 수 있는 조건이 되며, 남자가 남성스러움은 남성의 생리에 잘 맞고, 건강할 수 있는 하나의 조건이 된다. 여자는 키가 작고, 피부가 하얗고, 뼈대가 가늘며, 살결이 부드럽고, 행동이 얌전하며, 입(음에 해당)이 잘생겨야 여성스럽다고 할 수 있고, 남자는 키가 크고, 피부가 검고, 뼈대가 굵으며, 피부가 거칠고, 활동적이며, 코(양에 해당)가 잘 생겨야 남성스럽다고 할 수 있겠다. 그러나 여자든 남자든 꼭 그렇게 똑떨어지는 사람은 없다. 그래서 일단 남녀를 구분하고 다른 특징들을 가늠해 보고 분석해 들어가야 한다.

◆ **음적인 사람 −** 여성스럽다, 키가 작다, 살이 쪘다, 습하다, 유연하다, 물렁하다, 검다, 느리다 또는 느긋하다, 두껍다, 성숙하다, 뼈대가 작다, 아담하다.

◆ **양적인 사람** – 남성스럽다, 키가 크다, 살이 없다, 건조하다, 강건하다, 거칠다, 하얗다, 빠르다 또는 급하다, 얇다, 여리다, 뼈대가 굵다, 거대하다.

이를 근거로 보면 살찐 사람은 대체로 음체로서 마음 좋고, 포용력 있고, 화를 잘 안 낸다. 마른 사람은 양체로서 급하고, 깐깐하고, 모가 나서 잘 화합하지 못한다는 인상을 받는다. 살이 찌고 얼굴까지 하얗다면 물렁하다는 말을 들을 수 있고, 마르고 얼굴이 하얗다면 약하다는 말을 들을 수 있다. 예를 들어, 일단 남자는 양에 속하므로 심장과 폐장이 있는 흉곽이 발달하며, 기가 위주가 되어 생리 기능이 돌아가므로 기가 흩어지기 쉬워서 기병(기가 울체해서 생기는 화병)이 별로 없는 대신에 기가 부족하기 쉽다. 그럴 때에는 인삼, 황기같이 기를 모아주는 약이 필요하다. 처방으로는 사군자탕(인삼, 백출, 백복령, 감초)을 쓴다. 군자君子란 남자의 상징이다. 여자는 음에 속하므로 아래쪽의 간장과 신장의 음혈陰血이 성해서 골반이 크다. 혈 위주로 생리가 이루어지므로 항상 혈 부족이 되기 쉽고, 기가 잘 울체되어 울화병에 잘 걸린다. 혈을 도와주는 사물탕(당귀, 천궁, 백작약, 숙지황)이 여성 보약의 대명사처럼 불리는 이유이며, 향부자같이 기를 풀어 주는 약을 많이 쓰게 된다. 살이 찌고, 피부가 윤택하면 혈과 기가 모두 많은 것이고, 살이 찌고 건조하면 기는 있으나 혈이 부족하며, 마르고 건조하면 혈기가 모두 부족한 것이다. 뼈는 양이고, 살은 음이다. 뼈대가 굵고 살도 많으면 기혈이 성하고, **뼈대**가 굵고 살이 적으면 기는 많고 혈은 적으며 (기다혈소氣多血少), **뼈대**가 가늘고 살이 많으면 기는 적고 혈은 많으며(기소혈다氣少血多), **뼈대**가 가늘고 살도 적으면 기혈이 모두 적은 것이다.

나이에 따라서도 구분한다. 어린이는 양체이다. 한창 세포 분열이 왕성해서 5분도 가만히 있지 못한다. 너무 나대면 음혈이 부족하기 쉬우므로 육미지황탕(숙지황, 산약, 산수유, 목단 피, 백복령, 택사)같이 보음하는 약을 써 준다. 반대로 어린아이답지 않고 움직이기 싫어하고, 밥도 안 먹고, 성장 발육이 더디다면 당연히 있어야 할 양기가 부족한 현상이므로 녹용 같은 보약을 써 준다. 노인은 양기도 허하지만 정혈이 고갈되어 몸에 물기가 없으므로 살이 쭈글쭈글해지고 몸에서 냄새가 난다. 눈물이 없는데 웃으면 눈물이 나고, 콧물이 흐르고, 귀가 울리며, 음식을 먹어도 입이 마르고, 잠잘 때 침을 흘리고, 대변이 조해지고, 낮에는 잠이 많고, 밤에 잠이 없으며, 소변이 자주 마렵고, 눈·코·귀·입의 기능이 쇠퇴한다. 이럴 때에는 육미지황탕에 육계, 부자를 넣은 팔미환이나 고진음자 같은, 음혈을 도우면서 양기를 살짝 올려 주는 방제를 잘 쓰게 된다. 나이에 따른 병리 변화는 체질에 우선하는 경우가 많아서 예부터 소아와 노인병은 따로 분류를 하였다.

생긴 모양으로 구분할 수도 있다

조류鳥類

새를 닮은 형이다. 새는 아침에 일찍 일어나 지지배배 하고, 성질이 급해서 화火에 속한다.

◆ **외관** – 화가 많으므로 얼굴이 역삼각형으로 하관이 좁고 뾰족하다. 입술이 얇고 작으며, 눈이 동그랗고 빛이 나며, 무언가 찾는 듯 자꾸 움직인다. 새가슴처럼 흉골이 약간 앞쪽으로 불거진다. 얼굴이 붉다.

◆ **성격** – 급하다. 일을 두지 못하고 빨리 정확하게 처리해야 직성이 풀린다. 명랑 쾌활하고 이지적이며, 나쁘게 보면 약삭빨라서 남에게 거슬리지 않는다. 다정다감한 성격도 있다.

◆ **질병** – 화가 많고, 정확해야 하므로 스스로 마음이 편치 못해서 가슴이 두근거리고 놀라는 심화병이 잘 생긴다. 불안, 초조, 불면, 식욕 부진, 변비, 흉배 철통(가슴과 등이 맞닿아 아픈 증상)이 대표적 증상이다.

◆ **식품** – 음혈이 부족하므로 음을 보하고, 화를 떨어뜨려야 한다. 연밥, 밀, 살구, 씀바귀, 차전초, 붉은 팥 등이 좋다.

어류魚類

물고기를 닮은 형이다. 수水에 속한다.

◆ **외관** – 입이 물고기처럼 나오고 두꺼우며, 피부가 검은 편이어서 흑인과 비슷하다. 엉덩이가 크고 무거워서 약간씩 흔들면서 걷는 특징이 있으니 물고기가 꼬리를 흔드는 모양과 흑인 고유의 리듬 있는 보행을 연상시킨다.

◆ **성격** – 잠행성으로 드러나는 걸 좋아하지 않으며, 냉정해서 일의 맺고 끊음이 분명하다. 말을 잘 하지 않고, 흡인력이 있으므로 남의 말을 잘 듣고 몰라도 아는 척 수긍한다. 입이 발달하여 음식물의 맛을 잘 알아서 미식가가 많다. 행동은 느릿하며 겁이 많고 잘 놀란다. 기억력이 좋고, 깊이 생각을 한다.

◆ **질병** – 신장은 수에 속해서 신장과 관련된 증상, 소화 불량, 가스 참, 변비, 피로, 요통, 목, 어깨가 아픈 병, 두통, 어지러움, 불면증, 구취 등이 올 수 있다.

◆ **양생** – 땀 낸 후 찬물에 목욕하기를 삼가고, 오래 앉아 있는 일을 피해야 한다. 과도한 성생활도 금물이다.

◆ **식품** – 신장을 도울 수 있는 오미자, 밤, 검은콩, 산수유, 굴 등이 좋다.

주류走類

달리기를 잘하는 동물 특히 노루, 말에 비유할 수 있으니 생발生發하는 기운이 왕성한 목木에 해당한다.

◆ **외형** – 얼굴이 갸름하고, 눈초리가 위로 올라가 매섭고 코가 발

달하여 크고 길다. 몸체에 비해 팔다리가 길고, 털이 많다. 전체적으로는 늘씬하니 마른 듯하면서 팔다리가 긴 육상 선수를 생각하면 알 수 있다.

◆ **성격** – 코가 발달해서 냄새를 잘 맡는다. 음성이 크고 날카로우며, 성격도 예민하나 추진력이 있다. 빨리 나아가야 하니 무언가에 쫓기듯 불안해하고 성격이 급해서 화를 잘 내지만 다정다감하고 인정이 많다.

◆ **질병** – 목에 해당하는 간 병이 많다. 털이 많아 습열 발산이 안 되므로 간에 해당하는 근육 질환이 많다. 류머티즘, 요통, 관절통이 예이다.

◆ **식품** – 결명자, 냉이 씨, 복분자, 산수유, 더덕, 모과, 밀 등이 좋다.

갑류甲類

거북이같이 등이 굽은 형으로 금金에 해당한다.

◆ **외형** – 목이 짧고, 상체가 발달해서 어깨가 넓고 걸을 때 어깨부터 움직인다. 피부는 희고, 귀가 발달하였다.

◆ **성격** – 영감과 예지력이 뛰어나고 상상력이 좋다. 쉽게 우울해지고 혼자 있기를 좋아하며, 의리가 있고 다른 사람을 압도해서 감동시키는 힘이 있다. 금金의 수축력을 닮아 목소리가 침중하고 물러섬이 있다.

◆ **질병** – 금에 해당하는 폐병에 잘 걸린다. 어깨가 굽고 등이 나왔으니 폐가 눌려서 폐의 용적이 작아지므로 기침, 천식, 숨을 짧게 쉬는 단기증, 기운이 없는 소기증 같은 호흡기 질환, 폐에 속하는 피부병이 잘 걸린다. 어깨가 굽어서 목과 어깨가 잘 아프다. 우울한 사람은 어깨가 처지는 법이며, 어깨가 처졌으니 우울증 같은 신경증이 올 수 있다.

◆ **식품** – 도라지, 오미자, 귤껍질, 호두, 복숭아, 기장쌀, 살구 씨 등이 좋다.

금강경金剛經에서는 중생의 종류를 태어나는 방식에 따라 난생卵生, 태생胎生, 습생濕生, 화생化生으로 구분하였다. 난생은 거북이처럼 알에서 태어나는 것, 태생은 사람과 동물처럼 포유류로서 자궁의 태로 태어나는 것, 습생은 물에서 태어나는 물고기와 곤충류, 화생은 아무런 근본이 없이 홀연히 태어나는 귀신과 도깨비 같은 존재를 말한다. 난생은 온도와 습도만 맞으면 스스로 깨서 나오니, 부모 형제를 전혀 알 수 없는 개체로서 끈이 없으니 이기적이다. 태생은 모든 것을 모체로부터 받아서 나오고, 태어나서도 부모에게 배워야 하니 의지하고 배려하는 마음이 있어야 한다. 습생은 물고기, 곤충같이 드러내기 싫어하니 남에게 들킬까 늘 감추는 마음이 있다. 화생은 아무런 근본이 없으니 스스로 드러내 보이고자 한다. 불교의 윤회설처럼 인간이 전생에 따라 현생에 그 업을 타고나는지는 모르겠으나, 한의학에서의 인간의 형상과 유사해서 인용해 보았다. 다만 각자의 눈에 따라 수많은 취상법으로 카테고리를 한정지을 수 있다는 것을 보여 주고자 한 것이니, 맞다 또는 틀리다의 절대적인 기준은 없다는 것을 알아야 하겠다. 게다가 여기에는 인간만이 가지는 고유한 정신적인 요소가 빠져 있다. 우리가 사람을 볼 때 인상印象이 좋다, 나쁘다 하는 말을 많이 쓴다. 특히 첫인상이 중요하다고 하는데, 통계에 의하면 첫인상이 맞는 경우는 별로 없다고 한다. 그만큼 사람을 겉모습만 보고는 판단을 할 수가 없고, 사람의 속은 알 수가 없다. 사람의 속마음은 기氣에 속하고, 양陽이며, 사람의 모양은 형形이고, 음陰에 속해서 서로 영향을 미칠 수밖에 없으나, 우리가 관찰할 수 있는 것은 모양이니, 형태를 취상해서 그 속을 알고자 하는 것인데, 이들이 일치하면 분석하기가 용이하고, 치료도 비교적 간단하나 이들이 복잡하게 얽혀 있으면 분석이 잘 안 되고, 치료도 어려워지는 것이다. 한의학에서는, "의사는 뜻으로 한다醫者는 意也"라는 말을 강조하는데 교과서적인 이론과 더불어 수많은 변수를 감안해야 하기 때문이다.

습관이 병을 만든다.

진료실에서 흔히 듣는 질문 중의 하나가, "유전 아니에요?"라는 말이다. 모든 병에서 유전을 무시할 수는 없지만 대부분의 경우 절대적이진 않고, 오히려 환경의 영향이 크다. 자식이 부모와 같은 병에 잘 걸리는 까닭은 유전적 영향에 생활 습관까지 이어받은 때문이다. 부모는 말랐는데 아이가 살이 쪘다면 인스턴트식품이 범람하는 사회적 환경과 이를 제어 못하는 부모의 탓이다. 따라서 습관만 바꿔도 병은 고칠 수 있다. 목이 마르면 음료수를 사 먹고, 비스듬히 기대서 TV를 보고, 라면으로 점심을 때우고, 밤늦게 컴퓨터를 하다가 해가 중천에 떠야 일어나며, 조금만 아파도 약에 의존하는 습관, 술·담배 등은 좋은 습관이라고 할 수 없다. 좋은 습관이란 긍정적인 생각, 신선한 먹을거리, 절도 있는 기거, 바른 자세, 부지런한 생활 태도 등을 포괄한다.

7. 일반인을 위한 한의학 단상

— 몸 사랑, 마음 사랑, 자연 사랑

춘추전국시대에 지어진 황제내경이라는 책은 한의학의 원전으로 선해오고 있는만큼, 모든 한의학의 이론은 이 책에서 비롯되고 있다. 방대한 분량이지만 미병지치未病之治(병이 생기기 전에 치료함)를 최상의 가치로 여겨서, 각종 양생법을 기술해 놓았는데, 예방의학적인 관점에서 현대에도 참고할 만하다. 근 100년 사이에 기계문명이 발달하여 사회가 복잡해지고, 삶이 간편해진 반면 질병도 점차 분화되고 있는데, 황제내경이 지어진 그 시대에도 이미 지금과 마찬가지로 그 이전 시대와는 다르게 사회가 복잡해지고, 병도 다양 다기해진 시대였던 것 같다. 다음의 구절을 살펴보자.

"황제가 묻기를 '내가 들으니 옛날 사람들은 병을 치료함에 단지 하늘에 빌기만 해도 정기가 충만해져서 병이 나았는데 요새 사람들은 독약(내복약을 말함)으로 안의 병을 치료하고, 침과 폄석(외과수술도구를 말함)으로 밖의 병을 치료하는데도 낫는 사람이 있고, 낫지 않는 사람도 있으니 왜 그런가?' 기백(황제의 신하)이 답하기를 '옛날 사람들은 금수와 더불어 자연 속에 살면서 추우면 움직이고, 더우면 서늘한 곳에서 더위를 피하여 자연에 순응하였습니다. 안으로 걱정거리가 없고, 밖으로 힘들게 일을 하는 고달픔이 없으니 이는 마음이 평화롭고 화평한 세상(영담지세 : 恬憺之世)입니다. 사기가 깊이 침범하지 못하였으므로 빌기만 해도 나을 수가 있었습니다. 그러나 요사이는 우환이 안으로 있고, 몸이 고달파서 밖을 손상하며, 사시의 계절에 순종치 않으니, 적풍賊風(나쁜 기운)이 자주 닥치고, 허사虛邪가 밤낮으로 안의 오장과 골수에 이르며, 밖의 공규와 기부를 상하니 작은 병은 크게 되고, 큰 병은 반드시 죽게 되는 것입니다' 하였다.「素問.移精變氣論」"

이상과 같이 고전에서 말하는 양생법은 몸과 마음, 자연 사랑에 관한 정보들을 많이 알아낼 수 있는데 정리하면 아래와 같다.

1) 몸 사랑

몸은 마음을 담고 있는 그릇이다

신체가 건강해야 마음도 건강하며, 마음이 건강해서 신체도 건강하다. 자신을 사랑하는 마음을 가져야 다른 사람의 소중함도 알고, 남을 사랑할 줄 안다. 자신을 사랑하는 마음은 몸에 해로운 행동을 하지 않고, 올바른 자세를 갖추는 데서 시작한다. 나쁜 자세는 몸을 구조적으로 뒤틀리게 한다. 혈액 공급과 신경 지배가 정상적으로 기능하고 있는 근육은 수축과 이완이 자유롭고, 정상적인 탄력과 길이를 유지하고 있다. 모든 움직임이 정상 범위 안에서 장애가 없고, 통증이 따르지 않는다. 근육의 기능은 너무 많이 사용하거나, 너무 사용을 안 하거나, 잘못 사용하면 정상 상태에서 벗어날 수 있다. 근육이 손상을 입으면 그 근육은 짧아지면서 단단하게 경직된다. 짧아진 근육은 골막, 건, 근육으로부터 통증을 유발시키고, 다른 조직이나 신경 지배 영역이 다른 분절에까지 방산된다. 빳빳하고 짧아진 근육을 갑자기 세게 수축하면 너욱 스트레스를 받게 되고, 이로 인해 그 근육 자체나 건에 손상을 입게 된다. 한쪽 근육이 짧아지면 그와 반대 작용을 하는 길항근은 늘어진다. 늘어지면 힘줄과 관절에 무리가 오고 역시 통증이 유발된다. 근육은 관절을 굽혔다 폈다 할 수 있는 역할을 한다. 짧아진 쪽의 관절은 굴절되고, 늘어진 쪽의 관절은 신전된 형태를 띤다. 예를 들어, 왼쪽 어깨 위의 승모근이 짧아졌다면 왼쪽 어깨가 위로 올라가고 머리는 왼쪽으로 기운다. 왼쪽 대퇴직근과 장요근이 짧아진다면 무릎은 신전되어 왼쪽 다리는 길어지고 골반은 올라간다. 이러한 구조적인 문제는 전신으로 영향을 미치게 되고, 다시 근육의 스트레스를 유발하는 식으로 악순환된다. 당기고 늘어진 근육은 필연적으로 힘줄, 인대, 관절낭에 영향을 미친다. 조직의 염증은 스트레스 물질을 분비하고, 심한 통증을 유발시키며, 근막과 내장막을 유착시켜 정상적인 순환 통로를 막는다. 기혈 순환의 장애는 자율 신경에 영향을 미치고, 정신 건강에도 영향을 미친다. 구조가 틀어졌다고 반드시 병이 생기지는 않지만, 복합적으로 일단 병이 생기면 정상으로 회복되는 데 장애를 준다. 이러한 것은 적절한 운동과 바른 자세를 통하여 통증의 역치를 낮추고 악순환 고리를 끊을 수 있다.

　　가장 흔하게 볼 수 있는 임상 예는, 허리가 앞으로 나와서 배가 나오고 등이 굽은 형이다. 정서적으로 우울한 사람, 배가 나온 비만 체형을 가진 사람, 하이힐을 신는 여성들도 같은 형태가 된다. 머리가 앞으로 나오고 뒷목은 낙타 등처럼 돌출되며, 어깨는 앞으로 굽고 양어깨가 좁아져서, 똑바로 섰을 때 엄지손가락이 정면을 보지 않고 안으로 돌아가며, 허리가 앞으로 가서 오리 궁둥이가 되는 형태이다. 심장과 폐, 복강 내 장기가 충분한 공간을 확보하지 못하기 때문에 자기도 모르게 가쁜 숨을 쉬고, 소화가 안 되어 쉽게 피로해진다. 턱을 당기고(그림 2) 엄지손가락을 바깥으로 돌리며 가슴을 내미는 운동(그림 3)만 해도 크게 도움을 받을 수 있다. 허리가 앞으로 가서 전만이 되고, 엉덩이가 뒤로 나와 오리 궁둥이가 된 사람은 허리의 전만을 보상할 수 있는 운동을 한다(그림 4).

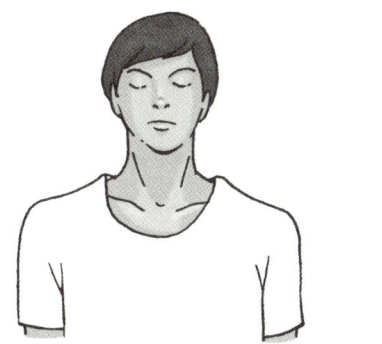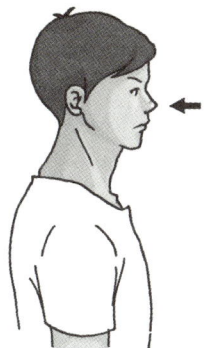

| 그림 2 |

턱을 당기는데 코가 들리거나 내려가면 안 되고, 수평을 유지하며 당겨야 한다.

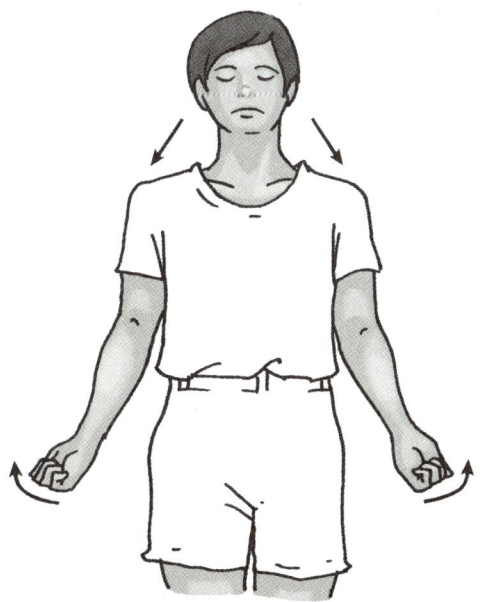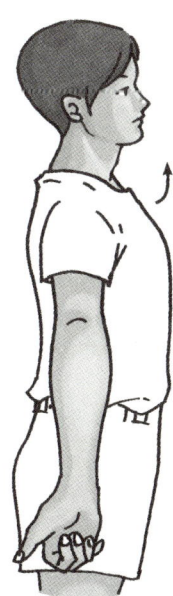

| 그림 3 |

양발을 10~15cm 정도 벌리고 똑바로 선다. 숨을 들이마시면서 서서히 어깨를 벌리고, 동시에 엄지손가락이 바깥을 향하도록 한다. 5~15초 정도를 유지한 후 숨을 내쉬면서 서서히 원래의 위치로 돌아온다.

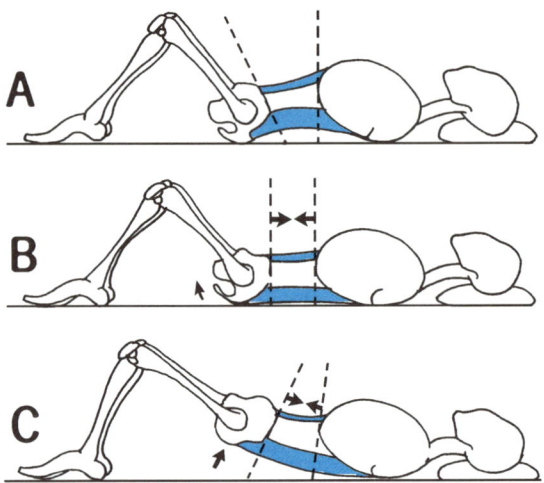

| 그림 4 |

■골반 경사 운동
A. 편안한 자세로 눕는다. 허리는 바닥에서 약간 뜬다.
B. 숨을 들이마시면서 배에 힘을 주어 복근을 수축시키고, 동시에 둔근에 힘을 주어 골반을 들어올린다.
C. 흉추와 상부 요추는 바닥에 계속 닿게 하고, 골반이 뒤쪽으로 경사되어 허리 뒤쪽의 척추 기립근이 늘어나게 한다. 10~15초 숨을 멈추고 자세를 유지한 후 숨을 내쉬면서 천천히 A의 자세로 돌아온다.

2) 마음 사랑

분노를 버리고 마음을 평온하게 유지한다. 남을 사랑하는 마음을 기른다

인체를 정신과 육체로 구분한다면 물질(약)로 정신을 변화시킬 수 있고, 정신으로 물질(육체)을 교정할 수도 있다. 한의학에서 본다면 병이 났을 때 약의 성분보다는 약이 가지고 있는 맛과 거기에서 뿜어져 나오는 기운을 보고 약을 쓴다. 육체의 병이지만 육체는 마음을 담고 있는 그릇에 불과하므로 병을 앓고 있는 사람의 성정性情에 따라 오장 육부의 상태가 달라지기 때문이다. 사람은 기쁨, 노여움, 근심, 생각, 슬픔, 놀람, 무서움의 칠정七情을 가지고 있다고 한다. 기쁘면 기가 늘어지고, 노여우면 기가 솟구치며, 근심하면 기가 가라앉고氣沈, 생각하면 기가 뭉치며, 슬프면 기가 소모되고, 놀라면 기가 혼란스럽게 되고, 무서우면 기가 내려간다氣下. 이들은 당연히 오장 육부를 손상시킨다.

사상의학은 특히 마음을 중시한다. 사상의학을 한마디로 정의한다면 마음가짐을 으뜸으로 한 '심신 의학心身醫學'이다. 사상의학의 창시자인 이제마 자신이 태양인으로 '해역咳逆'이란 병을 앓아서 다음과 같이 말하고 있다.

"내가 태양인으로 6~7년 동안 맑은 물을 토하는 병을 앓았는데 수십 년 동안 몸을 조리하고 겨우 죽음을 면하였기로 이를 기록하노니 태양인 병에 치료법을 논한다면 한마디로 성냄을 멀리하는 것—言蔽曰 遠嗔怒而已矣이다."

바른 마음가짐에서 바른 행동이 나오는 것인데, 당연히 좋지 못한 마음가짐에서는 좋지 않은 행동이 나오게 되며, 그것이 병이 된다는 것이다. 각 체질마다 마음性情 씀이 다르고 거기에 따라 병도 달라지니 마음을 다스림에도 체질마다 차별이 있어야 한다는 것이 사상의학의 요지이다. 체질에 따라 잘할 수 있는 것과 없는 것이 있으므로, 자신이 못하는 것을 닦는 데 더욱 힘을 쓰자는 것이니 이를 체질적 정기론體質的 正氣論이라 한다.

'체질적 정기론'이란 병을 치료하기 위한 최고의 방법론으로 정심正心과 부동심不動心하는 자기 수양을 강조한 것이다. 쉽게 말하면 중용의 미덕이다. 『동의수세보원』의 '광제설' 중 마지막 구문은 이런 사상의 총괄이라 할 수 있는데 다음과 같다.

"천하의 못된 마음은 현명함을 질투하고 능력 있음을 시기하는 것이요, 천하의 선한 마음은 현명함을 좋아하고 선함을 즐김이라. 천하의 모든 병은 현명함을 질투하고 능력 있음을 시기하는 데서 나오고, 천하의 모든 구병救病은 현명함을 좋아하고 선함을 즐김으로써 나온다."

즉, 자신이 남보다 우월한 재주와 우월하지 못한 재능이 있음을 알고, 우월하지 못한 재능을 갈고 닦으면 성인이 될 수 있다는 것이다. 그러기 위해서 사람을 알아야 하는데, 그것을 지인知人이라 하였다.

이 책의 '나의 피부 타입 찾기―사상 체질로 본 피부, 체형 타입과 해결법'에서도 언급하였지만, 사상 사실상 체질별 성격들은 확연히 구분이 되는 사람도 있기는 하나, 대부분은 여기에도 속하고 저기에도 속하여 구별하기가 쉽지 않다. 이것은 타고난 체질에 후천적인 환경이 더해진 탓이다. 사상의학에서는 모든 인간이 네 가지 성정性情, 즉 기쁨喜, 성냄怒, 슬픔哀, 즐거움樂을 타고났다고 한다. 체질마다 우세한 성정이 있으니 태양인은 애성哀性과 노정怒情을, 소양인은 노성怒性과 애정哀情을, 태음인은 희성喜性과 낙정樂情을, 소음인은 낙성樂性과 희정喜情을 타고났다고 한다. 슬픔과 화남은 자신의 뜻이 이루어지지 못한 감정이므로 기가 위로 솟구치고, 기쁨과 즐거움은 자신의 뜻이 이루어진 만족스러운 감정이므로 기가 아래로 가라앉는다. 태양인, 소양인은 슬픔과 화남이 지나치므로 상승하는 기운이 과다해서 아래쪽의 간장과 신장이 손상되고, 태음인과 소음인은 기쁨과 즐거움이 지나쳐서 하강하는 기운이 과다하므로 위쪽의 폐장과 비장을 손상한다. 성性이란 자신이 가지고 있는 마음가짐이며, 정情이란 자신이 남에게 발현하는 마음가짐이다. 모든 사람은 희로애락의 성정을 다 가지고 있다. 다시 말해 모든 사람이 태양인, 소양인, 태음인, 소음인적인 성격을 가지고 있어서 어떤 한 성격이 칼로 무 자르듯 드러나지 않고, 복합적인 형태를 보이고, 병증도 다양하게 나타나게 되는 것이다.

다음은 성정이 인체에 어떤 식으로 영향을 미치는가에 대해서 설명한 것이다.

◆ 소음인의 성정

자신에게 매우 충실한 사람이며 혼자 궁구하는 데는 능하지만 사회성이 떨어지고, 세상 돌아가는 일에 대해서도 감각이 떨어지므로 자신의 경험이나 책에서 본 간접 경험을 토대로 추측한다. 사람을 사귀는 데도 골라서 사귀고 붕당을 만들어 자신을 보호하는 경향이 있다. 이런 사람이 자신의 일에 충실하면서 겸손하고, 남의 말을 듣고, 책을 보아 견문을 넓히면 병이 없다. 위가 약한 체질이니 일시적으로 음식을 과식하거나, 잘못 먹어서 체할 수도 있고, 좀 무리를 해 감기에 걸릴 수도 있으나 자신을 낮추어 조심하고 조금만 조리하면 저절로 낫는다. 그러나 자신의 건강을 과신하고, 방심하여 계속 무리를 하면 자꾸 병을 반복하게 된다. "나는 아직 젊어서 건강해", "소화에 문제가 없어", "내가 누군데" 하는 잘못된 마음을 소음인에서는 긍심(矜心 ; 우쭐 댐)이라고 한다. 이때의 성정은 소화가 잘 안 되는 소음인이 쓸데없이 소화가 잘되는 소양인을 흉내 내서 객기를 부렸기 때문에 병이 생겼다고 본다. 혼자 있으면 좋을 소음인이 사회생활을 하면서 마음에도 없는 말을 하면서 사교를 하고, 술을 마시고, 맞지 않는 음식을 과식하는 등 소양인처럼 생활하다 보면 생길 수 있는 병이다. 속이 냉한 소음인이 휩쓸려서 좋아하지 않는 회를 먹고는 체하고, 또 야식으로 라면을 먹다가 체하는 식이다. 기분이 좋고 건강할 때, 처음 한두 번은 괜찮지만 편치 않은 자리에서 자주 반복되면 이것은 만성병으로 진행된다. 소음인은 항상 따뜻한 기운을 필요로 한다. 이렇게 오랫동안 지내다 보면 자신에게 필요한 양기를 자꾸 소모하게 된다. 비장과 신장에 음한陰寒한 사기가 가득 차 자꾸 배가 아프고, 설사하고, 소화가 안 되고, 토하기도 하며, 자꾸 오한이 들고, 목이 아프며, 입이 마르고, 삭신이 쑤시는 등의 증상이 생긴다. 자기 자신에 충실함이 지나치다 보면 자기 성취욕으로 너무 욕심을 부려서, "내가 뭔가를 보여 주어야 할 텐데" 하는 강박 관념을 가지고 사무실에 밤늦게까지 남아 완전무결하게 일을 처리하려 하고, 집에 가서까지 업무를 과다하게 하며, 마음에 들지 않으면 들 때까지 노력한다. 이렇게 한계를 넘으면 자꾸 입이 마르고, 땀이 나며, 쉽게 기관지가 손상되어 기침이 나오고, 소변이 자주 마려우며, 코피가 나기도 하고, 생리가 불순해지며, 체력이 허해졌다는 소리를 듣는다. 소음인이 소양인과 태양인의 성정인 애로지기哀怒之氣를 과다하게 쓴 까닭이니 언뜻 보면 소양인이나 태양인처럼 보일 수도 있으며, 기관지가 약하게 되므로 병증만 보고는 태음인으로도 착각할 수 있다. 이처럼 같은 소음인일지라도 내외의 환경 상황에 따라, 각양각색의 모습과 성정, 병증을 나타낸다.

◆ **소양인의 성정**

소양인은 낯선 사람에 강하여 사교에 능하고, 분위기를 잘 맞춘다. 혼자 궁구하는 재주가 부족해서 혼자서는 힘이 나지 않는다. 연구실에 앉아서도 토론하고 어울려야 기운이 난다. 소음인이 만져 보고 맛을 보고 해서 안다면, 소양인은 눈으로 보고 이를 수치화, 정량화해서 객관화함으로써 남들과 소통한다. 소음인은 궁구하는 일에 능하고 정리를 잘 하므로 특별히 어떤 물체를 객관화하고 정리할 필요를 느끼지 못한다. 그러나 정리를 잘 못하는 소양인은 일일이 기록하고 꼼꼼하게 따져서 필요할 때 찾고, 이전의 자료를 참조하고 비교를 한다. 착실한 소양인은 밖으로 보기에는 무척 꼼꼼하고 따져서 소음인처럼 보일 수도 있다. 일일이 재고 따지는데, 그렇게 하지 않으면 자기는 이해가 안 되기 때문이다. 홈런 신기록을 세웠다고 하면, 소음인은 그냥 신기록에 중점을 둔다면 소양인은 몇 개를 쳤느냐에 중점을 두는 것에 비유할 수 있다. 경제 성장률을 숫자로 나타내고, 선진국의 척도를 GNP로만 이해한다면 소양인의 경향이고, 국민의 의식, 사고, 생활, 문화로써 이해한다면 소음인의 경향이다. 그래서 소음인에게는 그냥 너 그럽게 넘어가는 것도 소양인은 까다롭게 굴 때가 많다. 밖으로 보기에 일일이 따지고 꼬치꼬치 캔다면 오히려 소양인일 확률이 의외로 많다. 정확한 계산에 남들이 수긍하면 다행이지만, 남들이 수긍하지 못하면 자꾸 과장하고 싶어진다. 그러다 보면 남과 소통이 안 되고 점차 외톨이가 된다. 남의 일에 관심이 많은 소양인이 외톨이가 되니 헌신적이지 못하고 자신감을 잃게 된다. 그러면 남과 어울리지 못하고, 마치 소음인처럼 혼자 있고 싶어하며 심하면 우울증에 걸릴 수도 있다. 소음인처럼 보이는 소양인인 것이다. 과장하는 마음誇心은 소양인의 잘못된 마음이다. 상대의 기분을 잘 아는 소양인이 높은 사람의 비위는 잘 맞추지만 그럴 필요가 없는 사람에게는 과장하여 잘난 체하는 것도 과심이다.

◆ **태음인의 성정**

태음인은 지나간 일을 잘 기억하고, 과거의 경험을 토대로 앞으로는 어떻게 되리라 계책을 헤아려 본다. 쉬운 예로 연예 프로덕션을 가정한다면 어떤 사람을 보고 연예인의 잠재성을 보고자 할 때 태양인은 한 번 탁 보고 알고, 소양인은 시대의 분위기에 맞는가를 보며, 소음인은 두루 묻고 책이나 그동안의 경험을 통해 점검하여 아는데, 이것에 비해 태음인은 과거에 비슷한 사례가 있어야만 안심을 하니, 유행이란 물처럼 흘러가는 것이라 과거에 유행했던 것이 반드시 성공하리라는 보장은 없는 것이므로 실패할 확률이 높다.

이러한 각각의 체질적 특성을 천시天時, 세회世會, 인륜人倫, 지방地方이라고 표현한다. 천시는 시대를 초월한 이상이며, 세회는 인간의 사회석 요소로서 정치, 경제, 문화 현상 등이다. 인륜은 생활 속에서의 인간관계의 중요성으로 사회에 나오기 이전 사람끼리 지켜야 할 윤리적인 측면이며, 지방은 안으로 자신과 자신이 부딪히는 제반 현상들이다. 사회적 동물인 모든 사람이 서로 부딪히며 살아가는 데 필요한 사항들이다. 그중에서 태양인은 천시에, 소양인은 세회에, 태음인은 인륜에, 소음인은 지방에 능하며, 각각 인仁, 의義, 예禮, 지智에 속한다. 인이 시대를 초원한 진리라면 의는 사회적 정의, 공분이며, 예는 사람과 사람이 지켜야 할 도리이고, 지는 지혜이다.

태음인은 성격이 느긋하고, 움직이기 싫어하고, 안정하길 좋아한다. 지나간 것에 대한 기억력은 좋지만 낯선 것에 겁이 많아 새로운 도전을 싫어한다. 남들이 기억 못하는 세세한 것까지 기억하고 굳은 일, 빠뜨린 일까지 묵묵하게 처리하니 범접하기 힘든 위엄이 생긴다. 무리를 지어서는 경험과 권위가 있으므로 직접 행동에 나서기보다는 주위 사람에게 지침을 내리는 보스 같은 타입이다. 이게 지나치면 교만한 마음이 생긴다. 해보지 않은 일을 해본 것처럼 으스대고, 별로 그렇지도 않은데 높은 사람과의 친밀함을 자랑하고, 자신을 그 사람과 동일시하며, 기억에 없는 처음 본 사람도 아주 잘 아는 것처럼 과장해서 자신을 높이려 한다. 그것도 모자라면 비싼 보석으로 치장하고, 비싼 차를 몰아서라도 자신을 드러내고자 하니 순수하지 못한 교만한 마음, 사치스러운 마음을 태음인은 가지고 있다. 남들이 수긍하고 따른다면 다행이나 그렇지 못하면 독선을 부리고, 자신의 잣대대로 고집을 부린다면 태양인으로 보일 수 있다. 지나치면 허황된 것이니 가슴이 뛰고 불안해하는 정충, 경계증이 생긴다.

◆ **태양인의 성정**

사상인 중에 가장 드문 태양인은 하늘의 뜻에 밝아서 직접 경험해보지 않아도 직감적으로 알아서 행동한다. 어떤 일을 주도할 때 남들이 따라오지 않으면 몸소 실천해 보임으로써 남들과 소통하는데, 만일 자신은 하지도 않으면서 따라오지 않는다고 꾸중한다면, 그것은 야단치는 마음, 부정적인 마음을 가진 벌심伐心이 된다. 예로부터 임금도 궁 안에서 조그마한 농사를 지어 백성의 고락을 알려고 하였고, 훌륭한 장수는 부하와 숙식을 같이 하며 전쟁에 대비하였다. 상과 벌을 엄격히 할 수 있는 것은 자기 자신이 솔선수범할 때 가능하다. 태양인의 예지력은 다른 사람이 따라오기에 이해하기 어려운 면이 있다. 앞날을 내다보고 몸소 실천하면 다른 사람이 대동의 뜻으로 공감하고 동참하겠지만, 힘으로 밀어붙이면 아무리 좋은 일일지라도 이루기가 어렵다. 과도하면 태음인의 고집으로 보인다. 남이 알아주면 다행이나 그렇지 못하면 노기가 솟구쳐 기가 역상하니 음식이 역류하는 병이 생긴다. 이제마 선생이 음식을 잘못 먹고 토하는 병으로 고생했다는 바로 그 병噎膈, 反胃症이다.

3) 자연 사랑(생명 사랑, 먹을거리)

자연을 벗 삼아 호연지기를 기르고, 섭생을 올바르게 한다

인간은 본질적으로 95% 이상은 동일하다. 5%의 다른 것을 찾지 말고 95%의 같은 것을 찾아야 한다. 여름에 갈증 날 때 수박 싫어하는 사람은 없다. 며칠을 굶은 소양인이라 할지라도 처음부터 보리밥을 지어 먹진 않는다. 소양인이라고 허구한 날 돼지고기만 먹고, 소음인이라고 닭고기만 먹는 경우는 없다. 병이 있을 때만 약을 먹이고, 병의 경중에 따라 경한 약과 중한 약을 구별해서 먹는다. 상황에 따라 하여야 한다. 소음인 보약이 인삼이라고 매일 인삼만 먹는다면 득보다는 실이 훨씬 많다. 태음인에게 녹용도 마찬가지다. 자연에서 먹을거리를 구하고, 인스턴트식품, 청량음료, 비정상적으로 사육된 동물에서 채취한 육류, 어류는 모든 사람에게 해롭다. 술, 담배도 마찬가지다. 체질로 음식을 가리겠다는 사람은 생각해 보아야 할 문제가 있다. 태음인은 밀가루가 맞고, 태양인은 메밀이 맞는다. 그렇다고 매일 밀가루를 먹고, 메밀만 먹는다면 몸에 좋을까? 요사이 밀가루는 거의가 인스턴트식품이다. 인스턴트식품이 아니라도 대부분 제분 과정이나 유통, 또는 조리 과정에서 수많은 첨가물이 들어간다. 가벼운 병이라면 일단 모든 사람에게 해로운 음식부터 가리는 것이 원칙이다. 이를테면 첨가물(MSG)이 들어간 인스턴트식품 즉 콜라, 사이다, 햄버거, 피자, 라면이 대표적이다. 사료를 많이 먹여 공장에서 찍어 내듯이 양산하는 닭고기도 인스턴트식품에 속한다. 그리고 경험적으로 좋지 않았던 음식은 반드시 삼가야 한다. 태음인 중에도 사과 알레르기가 있는 사람이 있고, 소양인 중에도 복숭아 알레르기가 있는 사람이 있다. 회만 먹으면 설사가 나고, 쇠고기만 먹으면 두드러기가 나고 설사하는 사람이 있으며, 오리 고기를 먹으면 온몸에 반진斑疹이 돋는 사람도 있다. 오리 고기는 소음인 음식으로 분류되어 있는데, 소음인도 오리 고기에 체한 경우를 보았고, 태양인이 먹고 체한 경우도 보았다. 옻닭을 즐겨 먹던 사람이 한 번은 옻이 옮아 온 적도 있다. 개고기를 먹으면 어떨 때는 괜찮고 어떨 때는 배탈이 난다는 사람도 있다. 고기라는 것이 꼭 고기만 먹는 것이 아니고 양념도 먹는 것이고, 하루 이틀 날짜가 갈 때마다 변질되기 때문에 너무 고지식하게 가리게 하는 것은 우매한 생각이다. 더구나 동물성은 단백질의 변성이 생기므로 유통 과정도 생각해야 하고, 집의 냉장고에 며칠씩 묵혀 있다는 걸 감안해야 한다. 모두 다 가리면 먹을 것이 없다고 하니까 육류는 오랜 시간 삶아서 기름기를 빼내고, 혹시 있을지도 모를 항생제, 성장 촉진제 같은 독기를 빠지게 하여 먹는다. 조리 시간이 짧고 간편한 인스턴트식품이 많이 문제가 된다. 발효 음식처럼 오랫동안 삭히면 형질의 변화가 와서 체질에 관계없이 좋을 수가 있다. 굴은 단백질과 아연이 풍부해서 건강에 좋지만 잘 변하는 단점이 있다. 서양에서도 알파벳의 'R'이 빠지는 5월부터 8월까지는 음식을 조심하라고 하였다지 않은가. 체질에 우선한다는 것은 무슨 말일까? 그것은 첫 번째 어릴 때부터 먹은 친숙한 음식인가(즉 신토불이인가), 두 번째 얼마나 신선한가, 세 번째 현재 내 몸의 상태에 맞는가이다. 서양인이나 몽골인은 주식이 고기인데 그런 경우는 어떻게 설명해야 하나? 어릴 때부터 먹었던 음식은 그 사람의 유전 형질에 각인이 된다. 조상 때부터 먹어 왔다면 더욱 그렇다. 하지만 한 가지 음식만 먹는 폐해를 알아야 한다. 흉노족이 끊임없이 한족을 괴롭혔던 것은 푸른 먹을거리를 위해서였으며, 유럽인이 향신료에 열광했던 것은 다 이유가 있다. 아무리 자연식을 하더라도 지금도 오지에서 균형 잡힌 식사를 하지 못하는 민족은 오래 살지 못한다. 같은 민족이라도 음식에 따라 맞는 체질이 있으나 그것만 먹으라고 하는 것은 권할 만한 사항이 아니다.

약은 어쩌다 먹지만, 음식은 늘 먹는 건데 확실하지 않은 경우 구태여 음식까지 가릴 필요는 없다. 음식에 있어서 체질마다 권장하는 것이 다르다고 하는데, 책마다 언급된 것이 일치하지 않는 부분도 많다. 약을 쓰다가 보면 체질을 잘못 판단한 경우가 뒤늦게 발견되기도 하는데, 음식까지 철저히 가리라고 했다면 그동안 그 사람은 음식이 아닌 독약을 먹고 있었던 것과 다름이 없다. 일단 큰 원칙을 지키고 골고루 먹으면 탈이 없다. 소양인에게 돼지고기가 맞는다고 매일 돼지고기를 먹는 것과 소음인이 인삼이 좋다고 매일 인삼을 먹는 것은 전혀 이치에 맞지 않는다. 더욱이 돼지고기는 식품이고 인삼은 약이다. 소음인이라고 무조건 인삼을 상복하는 것은 잘못이다. 상황에 맞게 써야 하는데 식품보다 약은 더욱 그러하다. 음식을 먹을 때는 편식을 하지 않는 것이 중요하지만 약은 원래부터가 편식(약효가 같거나 비슷한 약을 몰아 쓰는 것)을 전제로 한 것이므로 전문가에게 맡겨야 옳다.

중한 환자라면 사람에 따라, 체질에 따라 약뿐 아니라 음식도 달라져야 하겠지만 대부분의 건강한 사람은 일단 모두에게 해로운 음식을 피하고, 편식하지 않고 고루고루 오랫동안 꼭꼭 씹어서 먹는다는 원칙을 지킨다. 결론적으로 "어릴 때부터 먹던 신토불이 신선한 식품으로 짜지 않고 담담하게 만든 음식을 소식하고, 감사하는 마음으로 음미하듯 천천히 씹으면서 오랫동안 식사를 하고, 규칙적으로 하는 절도 있는 식 습관을 길러야 한다. 경험적으로 자기에게 좋지 않은 것은 피하고, 고루고루 먹는다."

음식을 자꾸 가리고, 건강식품으로서 인삼과 녹용을 가려 먹으려는 경향은 사상의학의 영향이 크다. 사상의학에서 중요시한 것은 소음인에게는 인삼, 태음인에게는 녹용, 하는 식의 약물 분류가 아니라 '편안한 마음靜心息慮' 이다. 한의학의 장점은 사람 하나하나를 모두 다르게 본다는 점이다. 비록 4개의 체질로 나누었다 할지라도 마찬가지이다. 몸에 좋다는 약을 모두 합해 놓으면 아주 훌륭한 보약이 될 것이라고 생각하는 사람은 아마 하나도 없을 것이다. 누구에게나 좋은 보약 또한 아무 데도 있지 않다. 이 말에 동의한다면 부디 다중을 상대로 한 현란한 광고에 속지 말기를 바라며, 좋은 건강법은 즐거운 마음으로, 편식하지 말고, 자연식을 하며, 꾸준히 운동하며 사는 것이라고 말하고 싶다. 이제마 선생의 글을 참고로 적는디.

"평이하고 담담한 약은 오래 먹을 수 있다. 한쪽으로 치우친 약은 오래 먹지 못한다. 병이 있는 사람은 약을 먹지만 병이 없는 사람은 약을 먹을 필요가 없다平淡之藥 可以久服 偏僻之藥 不可以久服 有病之人 可以服藥 無病之人 不可以服藥"

「四象醫學草本」卷第2 卷第6 統.

제2장

몸의 건강함

|내과 전문의 조왕기 편|

건 · 강 · 재 · 테 · 크

1. 가정주부를 위한 아름다운 몸 가꾸기

"결혼 전에는 나도 참 날씬하고 예뻤는데, 지금은 왜 이렇게 몸이 망가진 거야? 애 엄마가 되면 다른 사람들도 이렇게 되나?" 예전엔 50㎏ 초반의 몸무게를 유지했는데 지금은 통나무 허리에…… 가늘던 팔뚝은 엄청 굵어지고, 참새 다리처럼 가늘고 예뻤던 손가락은 모양새가 말이 아니다. 허벅지는 앞뒤로 굵어져 바지가 걸리고 살이 쪄 어디가 배인지 옆구리인지 모를 지경이 되어 버렸다. 이런 가정주부들의 하소연도 불과 십 수 년 전까지만 해도 너무 당연한 것으로 받아들여졌으나, 가정이나 직장에서 여성의 위상이 높아지고 남녀 평등 의식이 상당 수준까지 올라온 현재의 사회적 분위기에서는 과거 아줌마 몸매는 게으름이나 운동 부족의 결과로 인식되는 게 현실이다. 학교 동창들이나 사회 친구들 모임에 나가 봐도 이젠 가정주부의 몸매가 처녀 부럽지 않을 정도가 되었다. 애를 낳으면 전문 마사지 숍에 가서 몸 관리를 받고, 산후 조리가 완전히 끝나지 않은 상태에서 다이어트를 시작해 남편이나 시댁 어른들에게 걱정스런 소리를 듣는 시대가 되었다. 의학적으로 볼 때 예전의 아줌마 몸매는, 늙어서 관절염이나 생활 습관 병에 걸리기 쉽고 미용 측면에서도 바람직하지 않기 때문에 몸매를 관리해야 하는 것이 맞다. 그렇다고 주위 사람들 말만 믿고 무작정 밥을 줄이거나 굶는다면 여러 가지 부작용에 시달릴 가능성이 높으므로, 좀 더 체계적으로 근거 있는 방법을 통해 의학적인 면을 고려하면서 몸매 관리를 시작하는 것이 좋다.

애를 낳으면 체형이 바뀌는 것은 자연스런 현상이다. 상체가 발달하고 배가 나오며 허리가 굵어지고 골반이 넓어지며 엉덩이가 처진다. 그러나 아무리 자연스런 현상이라고 해도 그냥 놔두고 몸이 망가지는 것을 바라보는 삶은 그리 행복하지 않다고 봐도 될 것이다. 체계적인 관리로 출산 이전의 몸매를 회복해 얼마든지 행복해질 수 있기 때문이다.

체계적 관리 방법

첫째, 유행에 뒤처지지 않는 머리 손질, 피부 관리, 옷 코디 등에 신경을 쓴다

다소 번거롭고 귀찮은 일이기는 하지만 투자할 가치가 있고 나의 모습을 한 단계 업그레이드시킬 수 있는 좋은 방법이다.

〈피부 관리를 위한 세안법, 세제 사용법과 화장품 사용법〉

◆ 세안법

1일 2회(아침, 저녁) 실시한다.

하루에 세 번 이상 세안할 경우 여드름 치료에 오히려 안 좋은 영향을 줄 수 있다. 세안 시에는 피부를 살살 마사지하는 느낌으로 씻도록 하고 박박 문질러서는 안 된다. 세안 시간은 2분 이내로 하고, 물기를 수건으로 닦을 때도 가볍게 톡톡 쳐서 물기만 없앤다. 사춘기 이후 생기는 여드름은 호르몬 변화에 따른 것이기보다는 염증성 질환이므로 항생제나 소염제 등으로 치료하면 효과가 있다.

◆ 세제 사용법

잦은 세제 사용을 엄격히 제한한다.

얼굴 피부가 좋아지려면 보습과 피부 자극을 피한다. 유아용 비누나 얼굴 세정 전문 크림을 사용하되 너무 잦은 비누 사용은 건조한 피부와 알레르기 피부, 아토피, 발진 등 갖가지 피부 트러블을 생기게 한다. 성인에게 아토피 피부가 많다는 사실을 알아 두면 내 얼굴에 생긴 피부 트러블 시 빠른 치료에 임할 수 있다. 또한 햇빛에 과다 노출될 경우에도 기미, 주근깨, 피부 반점, 피부암을 유발할 수 있으므로 자외선 차단제 사용이 요즘 늘고 있는 추세임을 참고하면 좋다. 귀고리나 목걸이 사용 시 접촉성 피부염에 주의한다.

◆ 화장품 사용법

세안 후에는 되도록 빨리 스킨과 로션을 바르도록 하며, 과도한 화장품(에센스essence나 세럼serum 등) 사용은 피부 트러블을 유발시킬 수 있으므로 주의한다.

◆ 옷 코디법

뚱뚱한 사람의 경우, 가로 줄무늬가 있는 옷을 입으면 몸이 더 퍼져 보여서 더 뚱뚱해 보일 수 있다. 그러므로 세로 줄무늬 옷을 입는다면, 몸이 길어 보이고 날씬해 보인다. 색상을 택할 때는 흰색이나 밝은 색보다는 어두운 색을 택하여 몸이 퍼져 보이는 효과를 줄이도록 한다.

키 작은 사람은 상체에 밝은 색 옷이나 액세서리를 해서, 상체로 시선이 쏠리게 한다. 그래야 키가 작아 보이지 않는다. 바지는 통이 좁고 무릎 아래로 내려가면서 살짝 넓어지는 모양의 바지를 입으면 다리가 길어 보이는 효과가 있다. 그리고 바지를 너무 올려 입지 말고, 골반에 걸쳐 입는 것이 오히려 다리를 더 길어 보이게 하는 착시 효과를 일으킨다.

둘째, 식사 관리에 관심을 둔다

고기가 주식인 서양 음식과 달리 한국 음식은 다양한 색깔과 갖가지 맛을 가진 다양한 반찬이 특징이다. 땅에서 나는 나물과 채소, 견과류 등은 몸을 아름답게 가꾸는 데 더없이 좋은 재료가 된다. 노화를 방지해 주는 야채, 특히 토마토와 짙은 색깔 나는 녹황색 채소와 과일,

항암 성분이 있다고 알려져 있는 인삼이나 버섯, 비타민 A가 풍부한 시금치나 홍당무와 생선, 간, 피부에 좋은 견과류 등 이루 헤아릴 수 없이 많은 보약이 우리 식탁에 매일 오른다. 먹는 반찬에 조금만 관심을 쏟으면 백 가지 보약이 필요 없고 만 가지 치료 약이 필요 없으며 건강하고 보기에도 아름다운 몸매가 보장된다.

특히 하루에 세 번, 어김없이 평생을 두고 반복되는 방법이라 본인은 느끼지 못하지만 몸매를 근본적으로 바꾸는 가장 좋은 방법이며 그 효과는 평생을 간다.

필자와 같이 점심 식사를 하는 60대 중반 나이의 치과 원장님 얘기인데, 남들처럼 얼굴만 젊어 보이는 것이 아니라 몸매가 젊음 그 자체이다. 돋보기도 안 쓰고 머리 염색도 하지 않으며 뒤에서 보면 영락없는 30~40대의 호리호리한 몸매에 배도 나오지 않은, 시쳇말로 환상의 몸매이다. 유전적이거나 타고난 것도 이유이겠지만 이분만의 특이한 식사법이 있어 소개한다. 아침은 아홉 가지 정도의 각종 견과류(호두, 땅콩, 잣, 대추 등)와 여러 가지 곡식을 직접 방앗간에 가서 가루로 빻아 냉장 보관한 것을 아침마다 죽처럼 먹는다고 한다. 수십 년을 하루도 빠짐없이 반복하다 보니 몸매를 망치는 고지방 섭취나 고칼로리, 혹은 과식 문제는 자동 해결되었으며, 이 방식을 수십 년간 꾸준하게 지속한 데서 얻어진 결과로 생각된다.

셋째, 체형 관리

뱃살, 허벅지 살, 팔뚝 살, 얼굴 볼살을 없애려면 유산소 운동을 하루에 30분씩 한다. 시간과 장소에 구애받지 않고 할 수 있는 방법으로 줄넘기가 좋다. 줄넘기는 달리기에 비해 무릎 관절과 심장에 무리를 덜 주면서, 운동 효과는 더 있다는 장점이 있다. 줄넘기를 할 때 두 다리를 높이 들거나 동시에 떼는 것보다 한쪽 다리씩 교대로 떼는 방식의 줄넘기를 하면 충격이 훨씬 덜하고 관절 보호에도 도움이 된다. 횟수에 관계없이 서서히 시간을 늘려 나가도록 하고 나중에는 최소 20분 정도 계속 줄넘기를 할 수 있도록 연습을 한다. 이 정도의 운동량이면 최대 심장 박동 수의 80% 정도로 맥박이 뛰고 땀이 나므로 심신을 강화하고 몸매를 가꾸는 데 좋다.

뱃살을 없애려면 무산소 운동(근육 운동)을 해야 효과가 있다.

레그 레이즈(leg raise. 누워서 다리 들기)나 윗몸 일으키기를 꾸준히 하면 좋다. 허리에 디스크가 있거나 만성 요통으로 고생하는 사람은 윗몸 일으키기를 할 때 상체는 지면에서 20㎝ 정도만 일으킨 상태에서 눈은 배꼽을 쳐다보도록 한다. 운동 효과는 완전히 상체를 일으킨 것과 같으면서 허리 보호가 되므로 이점이 있다. 운동 후에는 일어서서 허리에 양손을 대고 뒤로 젖히는 운동으로 마무리하면 허리 근육이 강화되어 만성 요통이 많은 주부들에게 도움이 된다.

균형 잡힌 몸매와 탄력 있는 피부, 그리고 잘 맞춰 입은

옷은 남이 볼 땐 아름다움을, 나에게는 행복감을 주는 세 가지 요소이다.

탄력 있는 피부와 균형 잡힌 몸매는 삶의 질을 높이고, 나의 삶을 우아하게 해준다. 자신의 노력으로 얻어진 아름다운 몸매가 있고 남에게 피부가 참 곱다는 소릴 듣는다면 더 이상 바랄 것이 어디 있겠는가. 비록 시간과 노력이 필요하지만 왜 못하겠는가? 나를 위한 일인데…….

행복하게 살 수 있는 비결은 무엇일까.

답은 '자기만족'이다.

"모델처럼 날아갈 듯 하늘하늘한 몸매는 아니지만, 지나가는 사람들이 다 쳐다볼 정도로 절세미인은 아니지만, 열심히 땀 흘려 만든 내 몸매에 나름대로 만족한다. 기분 좋게 살 만하다."

이런 결론을 얻기 위해 '가정주부의 아름다운 몸 가꾸기'는 해도 그만 안 해도 그만인 선택 사항이 아니라 나를 위해 꼭 해야 하는 필수 사항이 아닌가 싶다.

1. 오후에는 카페인 섞인 음료를 먹지 말자.

2. 먹고 있는 약이 있다면 불면증과 연관이 있는지 확인해 보자.

3. 잠을 잘 때에만 자리에 눕도록 하자.

4. 잠이 안 올 때는 애써 잠자려 하지 말고, 책을 보거나 긴장을 풀어 보자.

5. 증상이 심한 경우 전문가의 치료를 받아 보자.

6. 수면제를 복용하면 나쁜 꿈을 꾸기 쉽고, 중독되기 쉽다.

7. 불면증을 만드는 정신적 원인을 찾아 제거해 보자.

8. 잘못된 수면 습관이나 불규칙한 취침 환경은 아닌지 확인해 보자.

2. 거식증과 폭식증

'나도 패션모델처럼 늘씬한 키에 팔, 다리, 허리가 가늘어질 수는 없을까? 나라고 못할 건 없지. 우선 몸무게를 빼야 되니까 밥을 줄이고 다이어트를 시작해 보자. 윗몸 일으키기도 하고 러닝머신도 열심히 하다 보면 나도 멋진 몸매를 가진 사람이 될 수 있을 거야…….'

이런 생각을 한 번쯤 안 해 본 사람은 없을 것이다.

생물학적으로, 강하고 멋진 개체의 성질을 보존하려는 본능은 동물이나 사람이나 똑같다. 키 크고 균형 잡힌 몸매의 소유자는 사회적으로도 알게 모르게 얻어지는 이익이 있으며, 외관상 보기에도 좋기 때문에 그런 몸매를 갖고 싶어하는 사람의 욕망은 당연한 것이라고 볼 수 있다. 그러나 '보기 좋은 몸매의 판단 기준'을 어디에 두느냐에 따라 상황은 전혀 다른 방향으로 바뀔 수 있다. 깡마른 몸매는 생물학적, 의학적으로 건강 기준에 미달되므로 도태될 수밖에 없는 조건이지만, 내가 속한 사회의 판단 기준에 따라서는 돈과 명예가 보장되는 상황이 되기도 하고, 서양의 어느 모델처럼 영양실조에 의한 심장마비로 사망하기도 한다. 그때그때 유행하는 사회적, 시대적 상황을 내가 바꿀 수는 없을지라도 내 몸 건강해서 병원에 갈 일 없고 남의 눈총을 받을 정도가 되지 않는 것 자체가 감사하고 고마운 일이다. 나이 먹어 가면서 이 생각은 점점 현실로 다가오게 된다.

초고도 비만으로 보이는 20대 여성이 숨이 찬 모습에 몸의 기운은 다 빠져 버린, 아주 피곤한 모습으로 병원 문을 열고 들어왔다. '몸 때문에 마음고생이 심하겠다'는 측은한 생각이 머리를 스치고 지나갔다. 그 여성은 호흡이 가빠 친구 만나러 다니기도 힘들고 아침에는 잠자리에서 일어나지 못할 정도로 심한 피로감을 느낀다고 했다. 짜게 먹지도 않았는데 물이 자꾸 먹히고 입이 마르며 모든 일에 의욕이 없다는 것이다. 검사 결과 초고도 비만, 기관지 천식에 의한 호흡 곤란, 심한 당뇨, 간 기능 장애 증상이 나타났다. 초고도 비만이 원인이었다. 비만은 외관상 남의 눈을 끄는 불편함과 동시에 게으름의 결과로 보는 사람이 의외로 많다. 그러나 비만은 분명히 '질병'이며 자기 의지와 관계없이 여러 가지 복잡한 원인에 의해 생긴다. 그 합병증이 생명을 위협할 정도로 심각한 경우도 요즘엔 그리 흔치 않다.

나를 찾아온 환자에게 자세한 설명과 함께 식욕 억제제를 처방하고 동시에 기관지 천식, 당뇨, 간 기능 장애를 치료하기 시작했다.

수개월 치료 후 몸무게가 줄면서 당뇨가 없어지고 비만에 의한 간 기능 장애가 좋아지더니 알레르기가 원인인 천식까지 좋아졌다. 이 환자는 이제 더 이상 병원에 오지 않는다. 올 필요가 없을 정도로 증상이 좋아졌기 때문이다. 그러나 예전에 비해 몸무게가 많이 줄어 합병증으로 나타난 증상들은 없어졌지만 아직 초고도 비만 상태이기 때문에 지속적인 관리 및 치료가 필요한 상태이다.

이와 반대로 몸무게가 너무 안 나가는 경우도 문제가 있다. 사회적으로 마른 체형은 병으로 보지 않고 '몸 관리를 잘했다'고 보기 때문에 문제는 비만보다 더 심각해질 수 있다.

아름다운 몸매를 가꾸는 것은 건강을 위해 좋은 일이지만 최소한의 몸 유지가 안 되어 필요한 근육마저 흡수되고 뼈가 약해지고 빈혈, 영양실조, 심폐 기능과 소화기 기능이 약해진다면 문제는 심각해진다. 이런 경우, 비만과 달리 본인은 만족해하면서, '아직도 내 몸엔 숨어 있는 살이 있다. 지금보다 살을 더 빼야 된다'고 생각하기 때문에 주변의 가까운 사람이 빨리 상황을 파악해 조치를 해야 한다. 거식증과 폭식증의 판단 기준을 알려 주는 설문지를 작성하는 것만으로 거식증과 폭식증을 손쉽게 진단할 수 있다.

[신경성 식욕 부진 검사법]

• 의미

(1) 신경성 식욕 부진증에 해당되는지 여부 판정

(2) 체중 감소는 없지만 식사 조절에 대해 지나칠 정도로 신경을 쓰는 사람에게 유용함

• 채점 방법

항상 그렇다=**3점**

매우, 자주 그렇다=**2점**

자주 그렇다, 가끔 그렇다=**1점**

거의 드물다, 혹은 전혀 아니다=**0점**

단, 25번은 역으로 채점(항상 그렇다, 매우 자주 그렇다, 자주 그렇다=0점 / 가끔 그렇다=1점 / 거의 드물다=2점 / 전혀 아니다=3점)

아래에 식사와 관련된 문항들을 제시해 놓았습니다.

각 항목들을 주의 깊게 읽어 보시고 자신의 상태를 가장 잘 나타낸다고 생각되는 문항을 하나 골라 해당란에 표시해 주십시오. 하나도 빠뜨리지 말고 반드시 한 가지만 골라 점수로 답해 주시기 바랍니다.

1. 살찌는 것이 두렵다.	
2. 배가 고파도 식사를 하지 않는다.	
3. 나는 음식에 집착하고 있다.	
4. 억제할 수 없이 폭식한 적이 있다.	
5. 음식을 작은 조각으로 나누어 먹는다.	
6. 자신이 먹고 있는 음식의 영양분과 열량을 알고 먹는다.	
7. 빵이나 감자 같은 탄수화물이 많은 음식은 특히 피한다.	

8. 내가 많은 음식을 먹으면 다른 사람들이 좋아하는 것 같다.	
9. 먹고 난 다음 토한다.	
10. 먹고 난 다음 심한 죄책감을 느낀다.	
11. 자신이 좀 더 날씬해져야겠다는 생각을 떨쳐 버릴 수 없다.	
12. 운동을 할 때 운동으로 인해 없어질 열량을 계산하거나 생각한다.	
13. 남들이 내가 너무 말랐다고 생각한다.	
14. 내가 살이 쪘다는 생각을 떨쳐 버릴 수가 없다.	
15. 식사 시간이 다른 사람보다 더 길다.	
16. 설탕이 든 음식은 피한다.	
17. 체중 조절을 위해 다이어트용 음식을 먹는다.	
18. 음식이 나의 인생을 지배한다는 생각이 든다.	
19. 음식에 대한 자신의 조절 능력을 과시한다.	
20. 다른 사람들이 나에게 음식을 먹도록 강요하는 것 같다.	
21. 음식에 대해 많은 시간과 정력을 투자한다.	
22. 단 음식을 먹고 나면 마음이 편치 않다.	
23. 체중을 줄이기 위해 운동이나 다른 것을 하고 있다.	
24. 위가 비어 있는 느낌이 있다.	
25. 새로운 기름진 음식 먹는 것을 즐긴다.	
26. 식사 후 토하고 싶은 충동을 느낀다.	

• 결과 판정

남자 15점~18점, 여자 18점~21점 : 섭식 문제의 경향성 있음

남자 23점 이상, 여자 28점 이상 : 심한 섭식 문제가 있음

절단점 : 남자 19점 / 여자 22점

출처 | 한국판–이민규, 박세현, 손창호, 정영조, 홍성국, 이병관, 장필립, 윤애리(1998)

한국판 식사 태도 검사–26 표준화 연구 I : 신뢰도 및 요인 분석. 정신 신체 의학, 6, 155–175

[신경성 폭식증 진단 방법]

• 채점 방법

(1) 채점에서 제외할 문항 : 5, 11, 19, 20, 27, 29, 31, 36

(2) 정방향 채점 문항 : 1, 3, 4, 9, 18, 22, 24, 25, 33, 34

(3) 역방향 채점 문항 : 2, 6, 7, 8, 10, 12, 13, 14, 15, 16, 17, 21, 23, 26, 28, 30, 32, 35

총점의 범위 : 28~140점

다음 질문들은 여러분이 평소 식 습관에 관한 내용들로 구성되어 있습니다. 요즈음(오늘을 포함하여 최근 일주일 동안) 본인을 가장 잘 나타낸다고 생각되는 답을 골라 표시해 주세요.

1. **나는 내 식사 패턴에 만족한다.**

   1) 그렇다.

   2) 대체로 그렇다.

   3) 약간 그렇지 않다.

   4) 그렇지 않다.

   5) 전혀 그렇지 않다.

2. 당신은 스스로 '폭식한다'고 할 수 있습니까?

1) 절대적으로 그렇다.

2) 그렇다.

3) 아마 그럴 거다.

4) 그렇게 볼 수도 있다.

5) 아마도 그렇지 않을 거다.

3. 식사량을 스스로 조절할 수 있습니까?

1) 거의 항상 그렇다.

2) 꽤 그렇다.

3) 가끔 그렇다.

4) 거의 그렇지 않다.

5) 아마도 그렇지 않을 거다.

4. 나는 내 체형과 치수에 대해 만족한다.

1) 항상 그렇다.

2) 가끔 그렇다.

3) 이따금씩 그럴 때도 있다.

4) 거의 그렇지 않다.

5) 전혀 그렇지 않다.

5. 나는 체중 조절을 위해 변비약이나 설사약을 복용한다.

1) 하루에 1회 혹은 그 이상

2) 일주일에 3회~6회

3) 한 달에 1회~2회

4) 한 달에 2회~3회

5) 한 달에 1회 혹은 사용하지 않음

6. 내 식사 행동을 통제할 수 없다고 느낄 때, 궤도를 회복하기 위해 단기간의 다이어트나, 설사약이나 변비약을 복용하거나 손가락을 입에 넣어 구토를 하기도 하고 과도한 운동을 한다.
   1) 항상 그렇다.
   2) 대체로 항상 그런 편이다.
   3) 자주 그렇다.
   4) 가끔 그렇다.
   5) 전혀 그렇지 않다. / 나는 식사 행동을 통제할 수 없게 된 적이 없다.

7. 나는 내 체형이나 신체 치수에 대해 늘 고민에 사로잡혀 있다.
   1) 항상 그렇다.
   2) 대개 그렇다.
   3) 자주 그렇다.
   4) 가끔 그렇다.
   5) 거의 혹은 전혀 그렇지 않다.

8. 너무 많은 음식을 급하게 먹는 때가 있다.
   1) 일주일에 2회 이상
   2) 일주일에 2회
   3) 한 달에 2회~3회
   4) 한 달에 1회 혹은 없음

9. 얼마나 오랫동안 폭식을 해왔습니까?
   1) 전혀 하지 않는다.
   2) 3달 이하
   3) 3달~1년
   4) 1년~3년
   5) 3년~그 이상

10. 나를 아는 사람들이 내가 한 번에 얼마나 많이 먹는지를 알면 놀랄 것이다.

1) 확실히 그럴 것이다.

2) 거의 그럴 것이다.

3) 아마도 그럴 것이다.

4) 그럴 수도 있다.

5) 그렇지 않다.

11. 칼로리를 소모시키기 위해 운동을 한다.

1) 하루에 2시간 이상

2) 하루에 2시간 이하

3) 하루에 2시간 이하 1시간 이상

4) 하루에 1시간 혹은 그 이하

5) 운동하지 않는다.

12. 당신의 나이 또래 여자들과 비교해 얼마나 체중과 체형에 집착하는 것 같습니까?

1) 평균보다 엄청 많이

2) 평균보다 많이

3) 평균 이상

4) 평균 이하

5) 평균보다 더 적게

13. 먹기 시작하면 멈출 수 없을 거라는 두려움 때문에 어떤 것도 먹기가 겁이 난다.

1) 항상 그렇다.

2) 대체로 그렇다.

3) 자주 그렇다.

4) 가끔 그렇다.

5) 거의 그렇지 않다.

14. 뚱뚱해질 거라는 생각에 시달린다.

1) 항상 그렇다.

2) 대체로 그렇다.

3) 자주 그렇다.

4) 가끔 그렇다.

5) 거의 그렇지 않다.

15. 먹고 난 후 의도적으로 구토를 하는 일이 얼마나 자주 있습니까?

1) 일주일에 2회~그 이상

2) 일주일에 1회

3) 일주일에 2회~3회

4) 한 달에 1회

5) 거의 혹은 전혀 하지 않음

16. 배고프지 않을 때도 음식을 많이 먹는다.

1) 매우 자주 그렇다.

2) 자주 그렇다.

3) 그럴 때도 있다.

4) 가끔 그렇다.

5) 거의 혹은 전혀 그렇지 않다.

17. 내 식사 행동은 보통 사람들과 다르다.

1) 항상 그렇다.

2) 대체로 항상 그런 편이다.

3) 자주 그렇다.

4) 가끔 그렇다.

5) 거의 혹은 전혀 그렇지 않다.

18. 폭식을 한 직후 살이 찌지 않기 위해서 과도한 운동을 하거나 단기의 다이어트, 단식, 이뇨제, 설사약이나 변비약을 먹는 등의 방법을 쓴다.

1) 전혀 하지 않는다. / 폭식을 하지 않는다.

2) 거의 하지 않는다.

3) 할 때도 있다.

4) 자주 한다.

5) 거의 항상 한다.

19. 단식을 하거나 단기의 다이어트를 해서 체중을 줄이려고 노력한 적이 있다.

1) 지난 1년 동안 그런 적이 없다.

2) 지난 1년 동안 1차례

3) 지난 1년 동안 2~3차례

4) 지난 1년 동안 5차례

20. 칼로리를 소모하기 위해서 과도하게 오랜 시간 동안 운동을 한다.

1) 평균 이하

2) 평균보다 좀 적게

3) 평균보다 좀 많이

4) 평균보다 많이

5) 평균보다 훨씬 많이

21. 폭식을 할 때 탄수화물이 많이 들어 있는 음식(달콤하고 전분이 많은 음식)을 먹는 경향이 있다.

1) 항상 그렇다.

2) 대체로 항상 그런 편이다.

3) 자주 그렇다.

4) 가끔 그렇다.

5) 거의 혹은 전혀 그렇지 않다.

22. 대개의 사람들과 비교하여 나의 식사 행동을 통제하는 능력은?
    1) 다른 사람들보다 훨씬 낫다.
    2) 비슷하다.
    3) 다른 사람보다 못하다.
    4) 훨씬 못하다.
    5) 통제할 만한 능력이 전혀 없다.

23. 나는 스스로 충동적으로 먹는 사람이라 할 수 있다.
    1) 확실히 그렇다.
    2) 그렇다.
    3) 그런 편이다.
    4) 그렇게 볼 수도 있을 것이다.
    5) 그렇지 않다.

24. 나는 너무 많이 먹은 후에 내 모습을 보는 것이 싫다.
    1) 거의 혹은 전혀 그렇지 않다.
    2) 가끔 그렇다.
    3) 자주 그렇다.
    4) 거의 항상 그렇다.
    5) 항상 그렇다.

25. 살찌지 않으려고 노력할 때, 과도한 운동이나, 단기의 다이어트, 단식, 이뇨제, 설사약이나 변비약을 복용하는 것에 내가 의존하고 있다는 느낌을 받는다.
    1) 전혀 그렇지 않다.
    2) 거의 그렇지 않다.
    3) 그럴 수도 있다.
    4) 자주 그렇다.
    5) 거의 항상 그렇다.

26. 구토하는 것이 다른 사람들에게보다 당신에게는 수월한 방법이라고 생각하는가?

1) 그렇다. 전혀 어렵지 않다.

2) 그렇다. 쉬운 방법이다.

3) 비교적 쉬운 방법이다.

4) 그저 그렇다.

5) 쉽지 않다.

27. 체중 조절을 위해 이뇨제를 복용한다.

1) 한 달에 1회 이하 혹은 전혀 사용하지 않는다.

2) 거의 하지 않는 편이다(한 달에 2~3회).

3) 가끔 복용한다(일주일에 1~2회).

4) 자주 복용한다(일주일에 3~6회).

5) 매우 자주 복용한다(하루에 1회 이상).

28. 음식이 내 삶을 통제하고 있다고 느껴진다.

1) 항상 그렇다.

2) 대체로 항상 그런 편이다.

3) 자주 그렇다.

4) 가끔 그렇다.

5) 거의 혹은 전혀 그렇지 않다.

29. 하루나 그 이상의 기간 동안 먹지 않거나 아주 적게 먹는 것으로써 체중을 조절하려고 한다.

1) 전혀 그렇지 않다.

2) 대체로 항상 그런 편이다.

3) 가끔 그렇다.

4) 자주 그렇다.

5) 매우 자주 그렇다.

30. 많은 양의 음식을 먹을 때, 보통 어느 정도의 속도로 먹습니까?

1) 보통 사람들보다 훨씬 빨리 먹는 편이다.

2) 보통 사람들보다 꽤 빨리 먹는 편이다.

3) 보통 사람들보다 빨리 먹는 편이다.

4) 보통 사람들과 비슷한 속도로 먹는 편이다.

5) 보통 사람들보다 조금 느린 편이다.

31. 체중 조절을 위해 설사약을 복용한다.

1) 전혀 사용하지 않는다.

2) 거의 사용하지 않는다.

3) 가끔 사용한다.

4) 자주 사용한다.

5) 매우 자주 사용한다.

32. 폭식을 한 직후 내 느낌은?

1) 너무 뚱뚱하고 부풀어서 참을 수 없을 정도다.

2) 극도로 뚱뚱해진다는 느낌이다.

3) 뚱뚱하다는 느낌이다.

4) 약간 뚱뚱해진다는 느낌이다.

5) 내 몸이 어떻든 괜찮다고 느낀다. / 폭식을 하지 않는다.

33. 다른 여자들과 비교해서 얼마나 먹을 것인지 조절할 수 있을 것 같은 능력은?

1) 비슷하거나 더 낫다.

2) 못한 편이다.

3) 못하다.

4) 아주 못하다.

5) 형편없다.

34. 최근 3개월 동안 얼마나 자주 폭식을 했습니까(한동안 다이어트나 절식을 하다가 통제할 수 없을 만큼 마구 먹어대는 행동)**?**

1) 한 달에 1회 혹은 하지 않음

2) 한 달에 2~3회

3) 일주일에 1회

4) 일주일에 2회

5) 일주일에 2회 이상

35. 나를 아는 사람들은 내가 많은 음식을 먹은 후에 얼마나 뚱뚱해지는지를 보면 놀랄 것이다.

1) 분명히 그렇다.

2) 그렇다.

3) 그럴 것이다.

4) 그럴 수도 있다.

5) 그럴 리도 없고 나는 많은 음식을 먹지 않는다.

36. 체중 조절을 위해 이뇨제를 복용한다.

1) 일주일에 3회 혹은 그 이상

2) 일주일에 1~2회

3) 한 달에 2~3회

4) 한 달에 1회

5) 전혀 복용하지 않는다.

• **한국에 적용되는 결과**

88~120점 : 폭식 행동의 경향성 있음.

121점 이상 : 폭식 장애로 진단하고 치료가 필요한 상태임.

출처 | 한국판 : 윤화영(1996). 여대생의 폭식 행동, 우울 및 귀인 양식 간의 관계. 가톨릭대학교 석사 논문.

이 설문지를 스스로 작성해 보고 결과를 맞춰 보면 식 습관에 관한 한 내 몸이 현재 어느 정도의 상태인지를 정확하게 알 수 있다. 그러나 신경성 식욕 부진이나 폭식증의 경우 현재 내가 처한 사회적 혹은 개인적 상황에 따라, 정상을 약간 벗어난 결과가 나올 수도 있다. 그런 경우는 정상으로 생각해도 된다. 결과에 너무 엄격하게 맞추다 보면, 세상 사람 중에 환자가 아닌 사람이 없다. 정상에서 약간 벗어난 결과가 나오더라도 자기 스스로 노력을 하면 된다. 항상 내 몸을 아끼면서 스스로를 귀중하게 여기고 마음의 빗장을 풀고 입가에 웃음을 지을 수 있다면 건강한 삶은 그 순간부터 보장된다.

단, 결과가 정상을 많이 벗어나 치료를 받아야 된다고 나오면 망설일 것 없이 바로 병원을 찾아 자기 몸을 관리하는 것이 좋다.

3. 직장인을 위한 건강한 몸 만들기

직장인이 건강해지려면 체력을 유지하는 것이 제일 중요하다. 운동이 건강에 좋은 줄은 알지만 피곤하고 식사마저 제대로 챙겨 먹지 못하는 상황에서는 그저 쉬고 싶고 자고 싶은 것이 사람의 마음이기 때문이다. '금강산도 식후경'이라고 했던가. 일단 규칙적인 식사가 보장되어야 운동도 생각나고 건강도 챙길 수 있으며 직장 일도 잘 처리할 수 있는 것이다.

아침 일찍 출근하는 직장인들에게는 전날 회식이 있거나 거절할 수 없는 모임까지 겹치면 다음날 출근길은 그야말로 지옥행이나 다름 없다. 아침은 거르기 마련이고 일은 하는 둥 마는 둥 시간만 때우게 된다. 직장 일은 일대로 쳇바퀴 돌 듯 돌아가다 보니 점점 몸이 따라 주지를 않고 자신감을 잃어 가게 된다. 이런 생활이 반복되면서, 내 건강을 생각한다는 것은 사치라고 생각하는 처지가 되고 날로 약해지는 자신이 스스로 애처로운 안타까운 상황이 된다.

회식이나 모임이 많지 않은 직장인 중 대부분의 사람들도 아침을 챙겨 먹는 사람보다 우유 한 잔 마시고 나오거나 아예 굶는 사람들이 더 많다. 오전 내내 업무에 시달리거나 거래처를 찾아 돌아다니다 보면 몸 안의 칼로리는 바닥나고 에너지원인 포도당마저 고갈되어 혈당치가 낮아진다. 낮아진 혈당치는 우리 몸 여러 곳에 영향을 준다. 겉으로 느끼는 증상으로는 피로감, 귀찮음, 의욕 상실, 성급함을 느끼게 하며 생리적 반응으로 웃음을 잃게 된다. 내부적인 몸의 반응으로는, 더 이상의 에너지 소모를 줄이기 위해 최소한의 움직임으로 문제를 해결하려는 경향이 생기고, 에너지 소모가 많은 아이디어 회의나 결론을 얻기 위한 대화에 흥미를 잃게 된다. 부족한 영양 공급을 위해 조직에 피가 더 가야 하는 만큼 심장 박동 주기가 빨라진다. 에너지 소모가 큰 머리 회전을 최소화하며 생각이 네거티브적으로 바뀌기 쉽다. 이런 현상은 직장 동료와 식사를 하러 갈 때 쉽게 확인해 볼 수 있다. 식당에 여러 명이 들어가 자리를 잡고 앉으면, "여기 제일 빨리 되는 게 뭐예요?", "배고픈데 전부 같은 것으로 시키자.", "아무거나 시켜." 이런 말을 하게 된다. 그럴 때 표정은 대개 굳어 있고 약간 짜증스런 얼굴인 경우가 많다. 먹기 시작할 때는 아무 말이 없다가 밥이 웬만큼 들어가면 그때부터 이런저런 잡담도 하고 웃기도 하며 제스처를 쓰면서 이런저런 수다를 떨게 된다. 이런 일련의 행동은 우리가 보기엔 너무도 당연하고 아무것도 아닌 것 같지만, 정확한 우리 몸의 생리적 현상과 반응을 나타내는 행동이다. 혈액 내 에너지원인 당 수치가 낮은 상태에서 높은 상태로 바뀌면 몸과 마음도 당 수치에 따라 긍정적이고 진취적이며 활동적으로 변한다는 사실이다.

이를 근거로, '직장인을 위한 건강한 몸 만들기'에 대해 방법을 알아보기로 한다.

건강한 몸에서 건강한 생각이 나온다.

바꾸어 말하면 혈액 내 적당한 당 수치가 유지되어야 몸이 건강해질 수 있다.

혈액 내 당 수치가 유지되어야 마음에도 여유가 생기고 몸도 활동적으로 움직인다. 대인 관계에서 웃음을 지을 수 있고 여러 가지 발전적인 생각이 만들어질 수 있다. 건강한 몸을 만들기 위해서는 밥이 필수이다. 그래야 혈액 내 당 수치를 정상적으로 유지할 수 있기 때문이다. 잠자는 시간이 부족해 졸려서, 술 마신 다음날 속이 쓰려서, 아침에는 입맛이 없어서 밥을 못 먹겠다고 그냥 굶을 게 아니라 혈액 내 혈당을 유지할 수 있는 방법을 찾는 것이 건강을 유지하는 최선의 방법이다. 아침에 출근해서 자판기 커피를 한 잔 마시면 기분이 좀 나아지고 활기가 생긴다. 그 이유는 물론 커피 안에 들어 있는 카페인 성분 때문인 것도 있지만 그 안에 들어 있는 설탕이 에너지 공급원 역할을 하기 때문이다. 그러나 커피 크림이 몸에 좋지 않다는 언론 보도를 보고 난 후 자판기 커피를 마시는 것도 썩 내키지는 않는다. 그렇다고 매일 직장에서 꿀물이나 설탕물만 타 먹는 것도 남 보기에 그렇고……. 요즘엔 씹어 먹는 포도당이 시중에 판매되고 있다. 먹는 포도당은 단

당류로, 흡수가 빠르며 바로 에너지원으로 사용되기 때문에 직장인들에겐 어쩔 수 없는 상황에서 몸을 보호하기 위한 방법이 될 수 있다. 타원형 사탕 모양의 씹어 먹는 포도당이 정상적인 식사와는 비교할 수 없겠지만 굶는 것보다는 낫다는 생각을 해본다. 일단 몸은, '에너지 균형을 잃지 않는 것'이 건강의 최소 조건이 되며 그 몸 상태에서 정신도 올바르게 작동할 수 있는 것이다.

활기 있는 활동을 위한 Tip ■ ■ ■

■ 배고픈 상태에서는 중요한 상담을 하거나 결정적인 대화를 하지 않는다.

■ 괜히 화가 나거나 짜증이 날 때는 '내가 지금 배고픈 상태'는 아닌지 생각해 본다.

■ 식사하기 직전 배고픈 상태에서는 중요한 결정을 피한다.

■ 반대로 너무 많이 먹어 과식을 한 상태에서도 중요한 상담과 결정적 대화는 피한다. 과식을 하면 피가 소화 기관으로 집중되기 때문에 정신적, 육체적 집중이 힘들기 때문이다.

4. 건강함으로부터 오는 삶의 생기

— 우울증의 극복

즐거움은 삶의 대 전제이다

내 몸과 마음이 즐거움을 느끼려면 기본적으로 근심 걱정과 고민이 없어야 하고 내 몸 어느 한곳이라도 아픈 데가 없어야 한다. 말보다 쉬운 것이 없고 실천보다 어려운 것이 없겠지만, 사는 동안 삶의 즐거움을 느낀다는 것은 막연한 것이 아니라, 실제로 스스로 실천해야 하는 방법들이 존재한다. 이제 우리는 어떻게 그 방법들을 행해야 할지 알아 두어야 할 필요가 있다. 그래야 내가 원할 때 꺼내 쓸 수 있을 테니까 말이다.

이것은 간단한 '자전거 이론'으로 해결된다. 우리의 몸이 앞바퀴라면 마음은 뒷바퀴에 해당된다.

몸을 무리하면 앞바퀴가 빨리 돌게 되고, 마음에 해당하는 뒷바퀴는 헛돌게 되어 연결 체인이 끊어지게 된다. 그렇게 되면 자전거는 지탱할 곳을 잃으니, 우리의 몸에는 병이 생기게 된다. 마찬가지로, 마음이 불안하고 안정이 안 되면 뒷바퀴가 불안정하게 되면서 몸에 해당하는 앞바퀴는 중심을 잃고 넘어지게 된다. 뒷바퀴가 의지할 곳을 잃으니 마음에 병이 생기게 되는 것이다. 두 바퀴 중 한 곳에 문제가 생기면 나머지 한쪽에도 문제가 발생하게 되는 것은 당연한 이치이다. 자전거를 탈 때 무리하게 핸들을 틀지 말고 자전거가 나가는 순방향으로 천천히 페달을 밟아야 하는 것과 마찬가지로, 우리의 몸과 마음도 균형이 잡혀 앞으로 똑바로 나가게 되고 가속도가 붙게 된다. 몸과 마음의 균형, 이것이 이루어질 때 비로소 우리는 삶의 즐거움을 느끼기 시작할 수 있는 것이다.

몸과 마음의 산화 과정

불규칙한 식사로 위에 부담을 주거나, 술에 의해 간을, 육체적 작업으로 근육과 관절을, 컴퓨터로 눈을, 잦은 이어폰 사용으로 귀를 혹사하더라도 우리의 몸은 내가 원하는 만큼 필요한 에너지를 공급해 주기 위해 끊임없이 작동하고 있다. 그러나 이런 일이 장기간 지속되면 에너지 공급원인 우리 몸의 조직은 과도한 산화 과정(나무가 타서 불, 즉 에너지를 만들어 내고 재가 남는 현상)을 거치게 된다. 이러한 산화 과정으로 우리 몸에는 타고 남은 재, 즉 산화 물질이 남겨지게 된다. '프리 라디

칼'이라고 부르는 이 산화 물질은 각종 질병을 일으키는 원인이 되는데, 생활 습관병이라고 부르는 고혈압, 당뇨, 동맥 경화, 비만, 암 등의 원인이 된다. 최근에는 정상적인 노화 과정도 산화 과정의 결과로 설명하며, 무리한 산화 작용을 막는 것만으로도 노화 과정을 늦출 수 있다고 보고 있다. 우리는 나이에 비해 늙어 보이면, "고생을 많이 해서 그렇다"는 말을 많이 한다. 고생이란 의학적으로 볼 때 몸과 마음의 지나친 산화 과정을 의미하기 때문에 조직이 빨리 늙는다는 것을 말하며 옛말이 틀리지 않음을 알 수 있다. 또한 잠을 충분히 자면 피부가 고와진다는 말도 같은 근거로 설명이 된다. 최근 의학계에서는 우리가 알고 있는 내부분의 병을 산화 물질에 의해 발생되는 것으로 보고 있고 그에 대한 연구가 상당히 활발하게 진행되고 있다. 특히 항산화 물질에 대한 연구는 치매와 뇌졸중, 파킨슨씨병 등과 같은 뇌 질환과 암 분야에서 많이 연구가 되고 있으며, 그 이유는 암이나 뇌 조직이 많은 양의 에너지를 소모하는 일을 하기 때문이다. 즉, 지나친 세포 활동의 결과 산화 물질이 쌓여 조직이 망가진다고 보기 때문인 것이다.

이러한 산화 과정을 막기 위해서는 우리 몸을 보호하고 조직 세포가 산화 물질에 의해 상처받아 사멸되지 않도록 해주는 물질, 즉 항산화 물질이 필요하다.

현재까지 항산화 물질은 다양하게 밝혀져 있지만, 그중에서 건강 식품이나 약물로도 많이 개발되어 있으며, 자연 식품이나 이완 운동법, 정신 수련법도 그에 못지않게 효과가 있는 것으로 알려져 있다.

항산화제 작용이 있다고 알려져 있는 건강식품

■ 비타민 : 비타민 A(베타카로틴), 비타민 E, 비타민 C.

■ 미네랄 : Se(셀레늄), Mn(망간), Zn(아연), Cu(구리).

■ 식품 : 녹차, 인삼, 콩, 올리브유, 적포도주, 마늘, 블루베리, 귤, 오렌지, 망고, 키
위, 복숭아, 당근, 토마토, 시금치, 케일, 양배추, 브로콜리 등 대부분의 녹황색
채소 및 과일.

우울증이란

심리의 기본 원리도 '자전거 이론' 으로 설명된다.

자전거의 앞 · 뒷바퀴는 내면 세계와 현실 세계를 의미한다.

마음속에 자리 잡고 있는 열등의식(앞바퀴의 결함)을 숨기기 위해 뒷
바퀴(겉 성격)를 과도하게 움직이는 것은 사람의 본능이다. 그러나 무리
하게 장기간 바퀴를 돌리게 되면 한계가 오게 되고, 그것은 피로감으
로 누적되어 불면증, 불안감, 초조함, 우울, 두통 등의 원인이 될 수 있
다. 누구나 완전한 사람은 없기 때문에 이런 증상이 잠깐씩 때때로 나
타나는 것은 정상이지만 생활의 대부분을 우울감이나 불안, 불면증 때
문에 고민한다면 그것은 바로 해결하는 것이 바람직하다. 이러한 심리
적인 장애가 발생했을 때, 자기 스스로 벽을 쌓고 숨어들면 숨어들수
록 치료 시기를 놓치기 쉽게 된다. 다음의 테스트를 통하여 우선 내가
느끼는 불안, 우울, 불면증 증상이 치료를 받아야 되는지, 아니면 놔둬

도 어느 정도 시간이 지나면 저절로 없어지는 것인지를 진단해 보자.
해결 방법을 찾는 데 도움이 될 수 있을 것이다.

우울증 진단 기준

A. 다음 증상 가운데 5개 또는 그 이상의 증상이 연속 2주 동안 나타나야 한다.
1. 하루의 대부분 그리고 매일 우울한 기분이 들거나 옆에서 봤을 때도 그렇게 보일 때
2. 거의 모든 일상 활동에 대한 흥미나 즐거움이 하루의 대부분 또는 거의 매일같이 확실하게 저하되어 있거나 남이 봤을 때도 그렇게 보일 때
3. 체중 조절을 전혀 하지 않는데도 한 달 간 체중이 5% 이상 늘거나 줄 때
4. 거이 매일 나타나는 불면이나 수면 과다 증상이 있을 때
5. 거의 매일 나타나는 초조감이나 어찌할 바 모르게 불안해하거나 처지는 증상이 느껴지거나 옆에서 봤을 때 그렇게 느낄 때
6. 거의 매일 피로나 활력 상실
7. 거의 매일 자기 스스로 무가치감을 느끼거나 또는 죄책감을 가질 때
8. 거의 매일 나타나는 사고력이나 집중력 감소 또는 우유부단함
9. 반복되는 죽음에 대한 생각, 구체적인 계획은 없지만 반복되는 자살 생각 또는 자살 기도나 자살 계획

B. 위의 증상이 의학적으로 환자에게 심각한 고통이나 장애를 일으킬 때

C. 위의 증상이 약물이나 질병에 의한 직접적인 원인이 아닐 때

D. 위의 증상이 사랑하는 사람의 상실 후에 증상이 2개월 이상 지속되거나, 자기 스스로 무가치감에 대한 병적으로 집착할 경우, 자살 생각, 정상 생활에 지장을 받는 경우에만 우울증 진단이 내려진다.

출처 | 정신장애진단통계편람, 4판

마음을 통한 몸의 조화

화를 내는 것은 화산이 폭발하는 것과 같아서 그 후유증은 매우 크다. 산천초목이 다 타서 없어지고, 하늘은 화산재로 어두워지며, 뜨거운 용암은 지각을 변동시킨다. 여기서 산천초목은 내 식구들과 내 주변 사람들이고, 화산재로 어두워진 하늘은 내 미래이며, 지각 변동이란 내가 딛고 서 있는 현재가 바뀔 수 있음을 의미한다.

강아지는 먹을 것을 주면 꼬리를 치다가도 머리를 쥐어박으면 바로 물어 버린다. 다시 먹이를 주면 또 꼬리를 흔들다가 때리면 이유 불문하고 다시 물어 버리는 것이다. 이와 같이 화를 자주 내고 절제가 안 되면 동물과 크게 다를 바 없을 것이다. 그러나 단지 '화를 내지 않는 것'만으로도 건강한 삶과 생기 넘치는 즐거움을 동시에 얻을 수 있다. 화를 내지 않는 사람은, 쉽게 남을 인정하거나 받아들이며 모든 일에 긍정적인 사고방식을 갖는 경향이 있다. 옆에서 볼 때 그런 사람에게는 활기가 넘치며 삶의 향기가 나고 생기를 느낄 수 있다. 같이 있으면 활력과 에너지가 전달되어 즐거워진다. 그러나 과연 화를 안 내고 살 수 있을까?

화를 안 내는 방법

화가 날 때는 반드시 대상이 있다. 그 대상을 내 마음에서 잠시 지워 버리면 화가 가라앉고, 자주 연습하다 보면 효과가 있다.

화나게 만드는 대상은 주로 나와 가까운 사이이거나 이해가 얽혀 있는 경우가 많다. 화가 날 것 같으면 일단 그는 나와 전혀 관계없는 사람이라고 생각하고 그를 지운 상태에서의 세계를 생각한다. 둘 사이에서 생기는 애증의 관계를 그냥 바닥에 내려놓고 나와 맺어지기 전 상태로 돌려놓으면 폭발 직전의 화기는 사라진다. 눈을 감고 숨을 고르게 쉬면 머리와 가슴에 뭉쳐 있던 뜨거운 기운이 발 아래로 내려가 마치 찬 바다 속으로 흘러 들어가는 듯한 느낌을 갖게 된다. 서양적 접근 방식으로 보면 자기 최면이고, 동양적 접근 방식으로 이해하면 명상의 한 방식이며, 의학적으로 보면 조직의 과도한 산화 과정을 차단하는 방법이고, 한의학적으로 보면 기의 흐름을 원활히 해주는 해결책이라고도 말할 수 있겠다. 어떤 분야의 과정으로 생각하던 화가 신속하게 가라앉는 결과를 얻을 수 있다.

몸을 통한 마음의 조화

이 역시 '자전거 이론'으로 해결되며 앞ㆍ뒷바퀴의 균형을 맞추는 강온 운동법을 생각하면 된다.

매일 시간에 맞춰 기계적으로 반복되는 일을 하거나 육체적으로
에너지를 많이 소모하는 사람은 부드러운 운동법을 택하는 것이 좋
다. 부드러움은 강함을 포용하는 힘이 있어 몸의 균형을 맞춰 주기 때
문이다.

시간에 구애받지 않는 일을 하는 사람은 승부가 나는 운동이나 격
한 운동을 하는 것이 좋다. 강한 운동은 획을 그어 주고 생각을 정리해
균형을 맞춰 주기 때문이다.

Tip ■ ■ ■

부드러운 운동	자전거 타기, 산책, 걷기, 낚시, 수영, 명상, 요가, 미술, 노래 부르기, 악기 연주 등.
강한 운동	헬스, 마라톤, 태권도, 유도, 권투, 축구, 라켓볼, 테니스 등.

건강함이란 정신과 육체의 균형이며 '웃음' 이란 이름의 체인
으로 연결시켜 얻을 수 있다.

건강하면 불만이 적어지고 작은 일에도 즐거워지며, 화를 내지 않
는 긍정적인 사람이 된다. 건강함으로부터 오는 삶의 생기를 찾고 삶
의 즐거움을 만끽하길 바란다.

나를 위해, 사랑하는 사람을 위해.

나이 지긋하신 단골 환자분이 소화 불량을 호소하며 진료실 문을 열고 들어오셨다. 간단한 진찰 후 약 처방을 내고 있는데 조심스레 말을 건네신다.

"바쁘신데 죄송하지만, 뭐 좀 물어 봐도 되겠습니까?"

"아, 네. 궁금하신 거 있으면 다 물어 보세요. 괜찮습니다."

그러자 평소 빈틈없고 남에게 실수하지 않을, 다소 딱딱한 분위기의 환자분 얼굴이 갑자기 침울해지면서 어깨가 아래로 처진다. 10년 전 폐의 양성 종양 수술을 대학병원에서 받은 적이 있어서 수술하신 선생님께 다시 진찰받는데 충격적인 말을 들었다는 것이다. 폐종양은 괜찮은데 폐에 다른 병이 생겼다며 담당 선생님이 말씀하시길, "할아버지는 폐가 막에 둘러싸이면서 굳어져 가는 병인데요, 사시는 동안 맛있는 거 많이 드시고 그냥 지내세요. 수술도 안 되고 먹는 약도 특별하게 처방해 드릴 게 없네요." 이 말에 식구들도 충격을 받아 어찌할 바를 모르고 당황하다가 다른 대학병원에 가서 다시 진찰을 받았다. 담당 교수는 환자와 보호자에게, "약을 쓰면서 경과를 보도록 하지요. 그리 심한 건 아니니까 너무 걱정하지 마시고 몸 관리 잘하시면 크게 불편하지는 않으실 겁니다"라고 했다. 이런 말을 듣고 갈팡질팡 혼란스럽기도 하고 걱정도 되다 보니 환자는 내심 삶의 의욕을 잃고 돌덩이만 한 좌절감이 가슴속 깊이 무겁게 자리 잡게 되었다. 가족들도 환자가 상심할까 걱정되어 드러내 놓고 걱정하지도 못하는 상황이었다. 그래서 단골 병원 의사인 내게 찾아와 상담을 하게 된 것이다. 나는 환자에게 말씀드렸다. "할아버지, 치료 방법이 없다고 말했던 의사 말보다, 다른 대학병원 의사 말이 맞는다고 생각하시면 됩니다. 사람이 90세까지 맑은 정신으로 살면 원 없는 삶이라고 말할 수 있잖아요. 그때까지 몸 관리 잘하시면서 아껴 쓰면 되는 거 아닌가요. 할아버지는 예전에 폐 수술도 잘 견뎌 내셨고 지금도 건강하시잖아요. 좋은 공기 마시고 심호흡도 하시면서 살살 달래 가며 사시면 될 겁니다." 그러면서 규칙적인 호흡법과 함께 정신적인 안정을 찾는 방법에 대해 말씀드리며, "사람이 기계와 다른 점은요, 사람은 마음먹기에 따라 몸과 마음이 상황에 맞게 맞춰지지만 기계는 자기 용량에 넘치게 담을 수 없다는 점이지요. 내가 생각하는 대로 몸도 쫓아와 줍니다. 내일을 걱정하지 말고 어제의 일을 후회하지 마세요. 오늘에 충실하고 웃으시며 살면 되거든요." 축 처진 어깨와 시름에 찬 얼굴은 그 자리에서 없어지고 빨리 집에 가서서 가르쳐 준 방법을 해보고 싶다고 하셨다. 환자는 병원

의자에 앉기 전 마음은 불구덩이 속이었지만 나갈 때는 뭔가 해보려는 의욕과 편안함이 엿보였다.

사람이 앞날을 걱정하며 사는 건 너무도 당연하지만, 이게 보이지 않는 포승이 되어 나를 압박하고 불행하게 만든다면 뭔가 다시 생각해 봐야 한다. 노력으로 해결되지 않는 걱정거리는 내 몸과 마음에 상처를 남기고 그 후유증으로 병이 생긴다. 이런 정신적·육체적 스트레스는 우리 몸 안의 호르몬 분비에 변화를 주고 지속적으로 반복될 때는 소위 생활 습관병이라고 불리는 고혈압, 동맥 경화, 비만, 당뇨, 천식, 암의 한 가지 원인으로 작용한다.

두 눈 부릅뜨고 치열하게 살아오던 내 삶에서 잠시 벗어나 크게 심호흡 한 번 하고 고개를 조금 돌려 내 마음속으로 시선을 돌리면 딴 세상이 있다는 사실을 알게 된다. 이건 철학도 아니고 공상 소설도 아니며 종교도 아니고 형이상학 이론도 아닌 실제이며 현실이다.

언더그라운드 가수였다가 요즘 지상파 방송에 자주 얼굴을 보이는 그룹 '장기하와 얼굴들'이 부른 노래 중에 이런 노래가 있다.

별일 없이 산다
니가 깜짝 놀랄 만한 얘기를 들려주마.
아마 절대로 기쁘게 듣지는 못할 거다.
뭐냐 하면
나는 별일 없이 산다. 뭐, 별 다른 걱정 없다.

나는 별일 없이 산다. 이렇다 할 고민 없다…….

또 다른 노래도 있다.

느리게 걷자

우리는 느리게 걷자~ 걷자~ 걷자~

우리는 느리게 걷자~ 걷자~ 걷자~

그렇게 빨리 가다가는

죽을 만큼 빨리 뛰다가는

사뿐히 지나가는 예쁜 고양이 한 마리도 못 보고 지나치겠다.

우리는 느리게 걷자~ 걷자~ 걷자…….

두 노래 내용대로, 어떻게 될지 모르는 내일 일을 걱정하지 말고, 돌이킬 수 없는 지난 일도 후회하지 말고, 편안한 마음으로 별 다른 걱정 없이 오늘을 잘 살면 되고, 오늘을 열심히 잘 살되 죽어라 하고 달릴 것도 없고 좌우 살펴 가며 천천히 편안하게 걸어 보자는 것이다.

누가 몰라서 못하나, 그렇게 안 되니까 바쁘게 살고 이리저리 뛰는 거지 하겠지만, 잠깐씩 잠시라도 멈춰 쉬어 가면 몸과 마음이 바쁘게 움직일 때보다 의외로 일이 술술 풀리게 되는 것을 스스로 느끼게 된다. 드릴로 벽에 구멍을 뚫을 때 강약의 힘이 반복적으로 교대되는 이치와 같다.

세상의 이치는 곳곳에 있다. 노래 가사 속에도 진리는 있고, 의학서적에도 있으며 과학 책이나 철학 책에도 있다.

평생 반복되는 진리의 홍수 속에 나는 일생 동안 가슴에 와 닿는 진리 하나도 건지지 못하고 그냥 지나친다면 그보다 안타까운 일은 없다.

'생각이 가는 곳에 피가 가고, 피가 가는 곳에서 에너지가 발생하며, 새로운 에너지는 몸과 마음을 정화하는 근본이 된다.'

추상적이고 비과학적인 말 같지만 이 말은 상당히 과학적이고 의학적인 얘기이다.

의학적 측면에서, 사람이 뭔가를 하려면 산소와 영양분이 필요한데 이를 위해 혈액량이 늘게 된다. 혈액에서 공급받은 산소와 영양분이 조직 내 대사를 촉진시켜 에너지가 발생하게 되고 그 에너지는 나를 다시 움직여 뭔가를 할 수 있도록 해주는 반복 과정을 밟게 된다. 이 과정에서 고요한 호수 속의 흔들리지 않는 달그림자처럼 편안한 마음을 갖게 되면 스트레스 호르몬 분비가 줄게 되고 혈관과 근육은 편안한 상태로 이완된다. 즉시 몸은 안정 상태가 되고 웬만한 감기쯤은 몸속 균 정화 작용에 의해 약을 먹지 않아도 그냥 낫게 된다. 소화 기관의 불안정 증상인 과민성 대장염이나 신경성 위염 정도는 언제 나았는지도 모르게 좋아진다.

이렇게 좋은 걸 알면서 안 할 사람이 어디 있나……. 우리가 모르는 부작용이 있거나 증명되지 않은 이상한 방법이라 효과가 없을 거라고 생각할 수 있다. 세계 유수의 의과대학에서 현대 의학적으로 한계에 부딪히는 질환, 특히 난치병이거나 불치병 혹은 평생 약을 먹어야 하는 정신 질환, 또는 의학적 검사엔 이상이 없으나 여기저기 아픈 사람들에게 보통 사람들처럼 건강하게 살 수 있는 방법을 연구하고 있다.

건강해 지려면……

첫째, 마음을 편하게 한다

현대는 머리를 비우기가 거의 불가능한 수준까지 와 있다. 이런 와중에는 복잡한 방법은 의미가 없다. 단순하게 간단명료한 방법이 효과가 좋다.

◆ 실천 방법

— 관심 없는 부분은 바로 머릿속에서 지워 버린다.

— 내일 일은 내일 생각하고 지금에 충실한다.

— 두려워하지 않는다.

— 즐거운 생각을 많이 한다.

— 나와 가까운 사람이나 식구들에게 감사한 마음을 갖는다.

— 모임에서 내 뜻과 다른 사람이 2명 이상 되면 내 의견을 접는다.

— 나를 귀하게 여긴다.

— 잘 먹고 잘 자고 잘 배설함에 감사한다.

둘째, 몸을 편하게 해준다

◆ **실천 방법**

– 밤낮이 바뀌지 않도록 한다.

– 아침저녁으로 스트레칭을 한다.

셋째, 몸과 마음의 균형을 맞춘다

몸과 마음은 항상 일정한 정도의 균형을 유지한다. 이를 '항상성'이라 한다. 그러나 정신적 육체적 스트레스가 계속되면 자동 균형 조절 장치의 한계를 벗어나게 되고 후유증으로 병이 생긴다. 병이 생기기 전에 미리미리 조심하면 좋겠지만 이미 병이 생긴 뒤라도 조금만 노력하면 병을 이겨 낼 수 있고 건강하게 살 수 있다.

우리 몸은 마치 고무풍선 같아서, 정해진 용량보다 조금 더 늘어나거나 줄어들더라도 몸에서 살짝살짝 표 안 나게 정상화시켜 고무풍선의 탄력을 그대로 유지하는 장치가 있다. 이를 피드백 시스템이라고 한다.

Tip ■ ■ ■

너무 쉬운 피드백 시스템 이용 방법 2가지

1. 몸과 마음이 피곤하면 잠깐 잔다(낮잠은 1 시간을 넘기지 않는다).
   – 몸의 안정 유도

2. 호흡을 고르게 한다. – 마음의 안정 유도

1. 깊고 고르게 숨쉬는 연습을 한다.

2. 식사를 거르지 않는다.

3. 밤과 낮을 구별해 산다.

4. 하체 힘을 키운다.

6. 몸의 빠른 회복을 위해
— 숙취, 피로함, 감기 몸살 등으로부터

몸살이나 숙취 또는 스트레스로 인해 내 한 몸이 무겁고 피로해지면 만사가 귀찮고 짜증이 난다. 지치고 피로한 증상이 하루 이틀만 지속돼도 얼굴에 표시가 나고, 한 달 두 달 지나면 몸에 표시가 나며 주변 사람들과의 관계에 문제가 생기기 시작한다. 만성화되어 1년, 2년 지속되면 가족 간 신뢰가 무너지고 사는 맛이 없어지며 대립만 하게 된다.

어떤 원인이든 몸이 지쳐 있을 때는 빨리 회복시키는 것이 좋다.

'호미로 막을 일을 가래로 막는다'는 옛말이 있다. 미리 조치하면 쉽게 해결될 일을 방치해 놓았다가 일이 커진 다음 힘들여 해결하는 것을 일컫는 말이다.

내가 아는 고3 수험생은 수학능력시험 당일 체온이 39도 이상 오르는 몸으로 비몽사몽간에 시험을 보았다. 결과는 예상대로 점수가 낮게 나와 재수를 했고, 그 다음 해에도 원하는 결과에 못 미쳐 3수로 이어지게 되고……. 결국 원치 않는 대학에 입학은 했지만 의욕도 잃고 의기소침해져서 모든 일에 자신감을 잃은 상황이 되어 버렸다. 감기 한 번 걸린 게 학생의 인생을 바꿔 놓은 경우이다. 이 학생을 보고, 운이 없어 그리 되었을 것이라고, 나와는 관계가 없는 일이라고 생각하기 쉽지만 '세상의 모든 일은 나와 관계가 있다'는 것을 알고 대처하면 내 몸이 불리한 조건에 노출될 가능성이 훨씬 낮아진다. 고3 수험생처럼 황당한 지경은 아닐지라도, 몸의 균형이 깨져 피로감을 느끼거나 감기 몸살로 고생을 할 때는 그때마다 해결할 수 있는 방법을 찾아내 시도해 보는 것도 좋은 해결책이 될 것이다.

감기 몸살로부터 빨리 벗어나려면

감기 바이러스는 손과 입을 통해 전염된다. 주위 사람이 감기에 걸렸다면 같이 쓰는 물건에 주의하는 것이 바람직하다. 감기 환자가 만진 물건을 자기도 모르게 만졌다가 입 주위로 손을 가져가게 되면, 감기 바이러스에 전염될 수 있기 때문에 수시로 손을 씻는 습관을 들이는 것이 좋다. 이를 자주 닦아 주는 것도 매우 중요하다. 이를 닦을 때에는 치아를 너무 세게 닦지 않도록 주의해야 하며, 잇몸과 혀, 볼 안쪽까지 마사지하듯 칫솔로 골고루 닦아 주면, 혈액 순환을 좋게 해서 저항력을 높일 수 있다. 또한 비타민 C 섭취를 늘리고 신선한 과일과 함께 따뜻한 차를 자주 마시는 것도 좋은 방법이 될 수 있다. 또한 적당한 습도를 유지하며 목 주변을 보호대로 싸 주는 것도 한 가지 방법이다. 만일 체중 관리를 위해 다이어트 중인 사람들에게 감기 기운이 생긴다면, 그날 식사량, 특히 탄수화물 섭취를 적당히 늘려 균에 대항할 수 있는 에너지원을 확보하도록 한다. 이러한 생활을 습관화하면 감기를 예방하고, 회복하는 데에 원활한 도움이 될 것이다. 그 외에 무엇보다 좋은 방법을 한 가지 더 추천하자면, 그것은 일상 중에 명상을 실천하라는 것이다. 명상은 몸과 마음의 균형을 잡아 주는 데 도움을 주기 때문에 감기 몸살의 예방 차원에서도 도움이 될 수 있다.

숙취에서 빨리 벗어나는 방법

술 마신 다음날 숙취가 있는 사람들에게서 보이는 재미있는 행태가 있다. 추운 날인데도 운전석 유리창을 내리고, 고개가 약간 유리창 쪽으로 기울어진 운전자는 대개 아침까지 술이 덜 깬 사람들이다. 이런 사람들이 날로 늘어 교통사고 등 위험이 증가하므로 요즘에는 아침에도 음주 단속을 하기도 한다.

이런 사람들은 몸의 알코올 함량이 술 마신 다음날까지도 높게 유지되어 나타나기 때문이며 이런 증상을 숙취라 한다.

◆ **원인**

- 태어날 때부터 알코올 분해 효소가 적은 경우
- 속이 빈 상태에서 과하게 마시거나 술을 섞어 과하게 마신 경우
- 연달아 3일 이상 술을 마셔서 간에 저장된 글리코겐이 고갈된 경우
- 만성 알코올 중독으로 알코올 해독 작용이 제대로 안 되는 경우

◆ **해결 방법**

따뜻한 물이나 차를 많이 마셔 수분 섭취량을 늘려서 알코올 배출 속도를 높인다. 대변을 보고 싶은 변의가 느껴지면 참지 말고 바로바로 본다. 알코올 자체가 소화 기관의 운동을 불안정하게 만들기 때문에 설사 등의 증상이 나타날 수 있다. 이런 작용도 몸에서 알코올 농도를 낮추기 위한 생리 현상이기 때문에 본인이 조금만 관심을 가지면 숙취 탈출에 크게 도움이 될 수 있다. 운동을 해서 땀을 내는 것도 알코올 배출 속도를 증가시키는 방법이 된다.

술 마신 다음날 숙취가 있더라도 벌떡 일어나 일상생활에 빨리 복귀한다. 몸이 괴롭다고 가만히 누워 있으면 몸 대사량이 늘지 않아 칼로리 소모가 적어지고 알코올 배출도 그만큼 늦어진다. 폭음한 다음날이라도 정해진 틀 안에 내 몸을 맡기고 평소대로 움직이면 몸에서는 균형을 잡기 위한 '정상화 메커니즘'이 작동해 회복 속도를 빠르게 한다.

술을 마시고 나면 혈액 속의 당 수치가 올라가고 심장 박동 주기가 빨라지며 사람에 따라서는 심장이 불규칙하게 뛰는 부정맥 증상이 나타날 수 있다. 부정맥은 초기에는 술 마신 다음날만 가끔씩 발생하다가 나중에는 자리를 잡아 맥이 평생 불규칙하게 뛰기도 한다. 부정맥은 중풍을 유발하는 큰 원인 중 하나이다. 이런 질병의 초기 경고 증상인 숙취가 빈번해질 때는 간 검사를 해보고 심전도나 당뇨 검사를 해 보는 것도 좋은 후유증 예방법이다.

원인 없는 피로감에서 빨리 벗어나는 방법

원인 없는 피로감이 오래 지속되는 증상을 묶어 '만성 피로 증후군' 이라고 부른다.

아직 그 원인은 확실하게 밝혀지지 않았지만 바이러스 감염 후, 면역이 약해졌을 때, 심리적으로 해결되지 않는 일이나 우울증이 있을 때 나타난다. 평소 활동적인 사람에게 잘 나타나며 감기 증상이 있으면서 피로감이 나타나거나 스트레스를 심하게 받은 후 피로감이 없어지지 않고 지속되는 것으로 증상이 시작된다. 두통이나 목 통증, 근육통이 나타나기 때문에 감기 몸살이 낫지 않고 계속되는 느낌을 받는다. 병원을 자주 찾게 되고 모든 검사 후에도 정상이라는 결과가 나오므로 더 스트레스를 받게 된다.

이런 증상은 스트레스를 받으면 더 심해진다. 처음에는 사회생활이나 가정생활에 잘 적응하지만 증상이 지속됨에 따라 일에 대한 집중력이 떨어져 가정이나 직장에서 문제가 될 수도 있다. 만성 피로 증후군이 있는 대부분의 환자는 자기는 아픈데 병원이나 주위에서 이상이 없다고 하니까 스스로 "내가 이상한 건가?" 하는 의구심과 함께 반신반의하면서 좌절감에 빠지기도 한다. 다행히 이 증상은 스스로 좋아지는 경우가 흔하며 나쁜 병으로 가지는 않는다.

◆ **미국 질병 조절 센터에서 발표한 만성 피로 증후군 진단 기준**

• 피로감 때문에 병원에서 실시한 모든 검사는 정상인 경우

• 아래 증상 중 4가지 이상이 6개월 이상 지속되는 경우

　— 집중 장애, 기억 장애

　— 근육통, 인후통

　— 목, 겨드랑이 림프샘을 누를 때 통증

　— 두통, 관절통

　— 상쾌하지 않은 수면

　— 운동 후 권태감이 24시간 이상 지속되는 경우

만성 피로 증후군 증상은 자기 주위 사람이 걱정해 주고 심각하게 받아들이면 고통이 줄어든다. 환자의 의견에 동조하면서 자신감을 갖도록 해주는 방법이 치료에 큰 도움이 된다. 그러나 환자를 절대 안

정시키거나 너무 격한 운동으로 극복하게 하는 방법은 좋지 않다.

명상이 피로감 완화에 크게 도움이 된다. 명상은 심리적인 안정과 함께 자기 스스로를 성찰할 수 있는 방법이기 때문에 근본적인 해결책이 될 수 있다. 의학적으로는 '자기 최면'이 명상에 버금가는 효과를 갖는다.

정신적, 육체적으로 괴로운 분들께 **Tip** ■ ■ ■

길道은
모든 곳으로 통하는 시작점이며 종점이다.
누가 일부러 막지 않는 한 그 길은 항상 열려 있다.
정신적, 육체적 문제가 아무리 우거진 숲과 같더라도 목적지에 쉽게 도달할 수 있다.

저녁을 일찍 먹자.

현대인의 나쁜 습관 중 하나가 저녁에 회식이 많아서, 또는 늦게까지 일하느라 배가 꽉 찬 상태에서 자는 일이 많아 신진대사가 원활치 못하니 부종과 비만의 원인이 될 수 있다. 정상적인 사람일지라도 잠자기 3~4시간 이전에는 식사를 끝내야 좋다. 요즈음 청소년들은 바쁘다. 공부도 밤늦게까지 해야 하고, 키도 커야 한다. 성장 호르몬은 밤에 주로 분비된다. 성장 호르몬이 한참 분비될 밤 시간에 잠 안 자고, 위가 불러 있으면 키가 잘 크지 않는다. 밤늦게 들어와 빵 먹고 자는 습관을 버리자.

7. 서양 의학에서 바라본 동양의 정신수양

현대 의학과 기공, 그리고 명상과의 관계

1990년 초, 나는 개인적인 이유로 기공을 접하게 되었다. 기공이나 명상을 배우기 위해 발을 들여놓는 모든 사람들이 그렇듯이 나도 수많은 시행착오를 겪었다. 배워서 받아들이기엔 너무나 많은 방법과 이론들, 그리고 말만 앞세우는 허튼 사람들까지……

이런 시행착오를 겪고 꾸준히 정진하는 수많은 사람들 중 극히 일부만 비밀을 알게 된다.

현대 의학은 과학을 바탕으로 해부, 병리, 생리 현상에 대한 실험을 통해 얻어진 결과를 환자에게 적용하는 학문으로 복합적이며 앞으로도 무한한 발전의 가능성을 지닌 학문이다. 또한 확실한 데이터를 근거로 하며 한 치의 오차도 용납하지 않는다. 그렇기에 현대 의학은, "의사가 환자에게 원하는 만큼의 기대치를 갖고 시술하면 정확하게 그에 부합하는 결과치를 얻는다"라는 장점이 있다. 내 생명을 남에게 맡길 수 있다는 것은 그만큼 현대 의학을 믿기 때문이며, 그 결과에 만족하기 때문이다. 현대 의학의 혜택으로 얼마나 많은 사람들이 질병에서 해방되었으며, 고통에서 벗어나 자유롭고 행복한 삶을 누리는가. 사람이 이 지구에 존재하는 한 현대 의학은 존재할 것이며, 의사들은 자기의 명예를 걸고 치료에 임할 것이다. 환자가 의사를 신뢰할 때 현대 의학은 순수 학문으로, 또 순수 치료학으로 남을 수 있을 것이다. 게다가 이토록 과학적이며 모든 사람들이 신뢰하는 현대 의학이 모든 병을 낫게 할 수 있다면 그보다 더 바람직한 치료법을 찾기는 어려울 것이다. 그러나 현대 의학이 모든 것을 해결하기에는 원인 규명이 안 된 질병이 너무 많고 사실상 치료에도 한계가 있다. 현대 의학과 다른 치료 방법 중에서 전통 한의학의 경우는 국가에서 인정하는 학문이며, 한의학의 선구자 허준 선생의 『동의보감』 이후 현재까지 지속되어 온 증명된 치료 의학이다. 실제로 현대 의학이 우리나라에 들어오기 전까지만 해도 한의학은 사실상 전적으로 환자의 치료를 담당하였으며, 그것은 우주와 인체 간 분명히 존재하는 심오한 철학과 의학을 바탕으로 한 것이었다. 이런 의미에서 한의학은 앞으로도 무궁무진한 발전의 가능성이 있는 학문으로 미래 신약 개발의 근간이 될 가능성이 높다. 이렇게 현대 의학과 전통 한의학이 육체적인 질병에 강한 측면이 있다고 본다면 명상, 기공은 정신적인 측면에 강한 장점이 있다.

명상은 원래 깊은 내면의 세계를 추구하고 진리를 알게 함으로써 궁극적으로 '내가 누구인가'를 알게 하는 방법이며, 사람과 자연의 섭리를 탐구해 들어가는 방법이다.

사람과 자연의 관계

지구상에 존재하는 모든 사물은 하늘과 땅 사이에 존재한다. 하늘은 양이고 땅은 음이다. 그리고 그 사이에 존재하는 모든 사물은 음양의 성질을 포함한다. 음이 커지면 양이 시작되고, 양이 커지면 음이 시작된다. 음과 양은 항상 자기와 반대되는 성질의 음과 양을 내포하고 있어 결국 음과 양은 서로 다르지 않음을 의미한다. 또한 음양이 나뉘지 않은 상태를 무극이라고 하는데, 무극 이전에는 사물이라 불릴 만한 것이 존재하지 않았다. 다만 간단한 기체 형성의 과정에서 발전하여 빛 에너지와 전압의 차이에 의한 자극으로 생명체는 탄생하게 되었으며, 이로부터 서로 간의 경쟁, 제거, 죽음, 삶, 지배의 과정을 거치면서 다양한 생명체로 발전하게 된 것이다.

우리가 살고 있는 세상은 이름 지어진 사물들로 가득하며 존재 간 상호 원칙이 지켜진다. 크게는 하늘과 땅의 관계로부터 동물과 식물 간의 관계에도 서로의 원칙이 존재한다. 위로 솟는 것이 있으면 아래로 뻗는 것이 있고, 튀어나온 것이 있으면 들어간 것이 있으며, 뜨거운 것이 있으면 차가운 것이 있다. 원인이 있으면 결과가 있고 결과는 항상 원인을 시발점으로 삼는다. 거기에 더하여, 모든 것은 단순한 음양 이론에 대입하여 설명할 수 있는 직선상에 놓인 것이 아니라 서로 연결된 공간 개념을 포함하는 원의 형태로 이루어진다.

죽으면 사람의 몸은 흙이 되고, 그 흙에서 생산되는 양식을 먹고 동물과 식물이 자란다. 내 몸이 흩어져 흙의 성분이 되고 양식이 되어 동물과 식물의 몸이 된다. 양분은 에너지가 되어 우리를 살아 움직이게 한다. 유형의 육신이 대사 과정을 거쳐 무형의 에너지가 된다. 내 육신이 흩어져 양분이 되고 그 양분이 분해되어 생긴 물은 증발되어 구름이 되고 구름은 비가 되어 땅으로 내리며 대지는 강과 바다를 만들어 조화를 이룬다. 나의 몸이 이 세상 어느 곳에도 자리하지 않는 곳이 없다.

생체 전기, 그리고 에너지

이렇게 순환하는 자연에는 에너지, 즉 전기가 존재한다. 전기에는 음양의 전기, 즉 대기 속이나 땅속의 전자기장 등의 자연 전기가 있고, 사람이 발명해서 쓰고 있는 전기가 있으며, 살아 있는 생물체가 가지고 있는 생체 전기가 있다. 자연 속에서 살아가는 모든 생물체는 뇌, 위, 근육, 대장, 소장 등 각 장기마다 고유한 전기적 힘을 가지고 있으며 각자 독립된 운동을 하며 전체적으로 협동하여 사람이 살아갈 수 있도록 조화를 이룬다. 태아는 수정 상태에 순간적 전기의 힘이 작용해 분열을 시작하고 최종적으로 세상에 모습을 드러내게 된다. 생물체는 살아 있는 한, 자기 고유의 전기 영역을 확보하고 서로 간 균형을 위해 상호 관계를 유지하게 된다. 전기는 그렇게 음양의 조화에 의해 발생하여, 그 힘은 정해진 시간 동안 균형을 이룬다. 그리고 사람의 몸에 존재하는 전기의 힘이 약해지거나 혼란스러워질 때 병이 생겨나며, 정해진 시간이 지나면 전기의 힘을 잃어버리고 생명체는 그 생명을 다하게 되는 것이다.

생물체는 잠재적 능력으로 자기 몸속 전기의 힘을 스스로 조절하지만, 조절 스위치를 다루는 능력은 가려져 있기 때문에 내 몸에서 발생하는 전기에 대해 조절 능력이 없다. 전기의 힘을 면역력 혹은 '기'라고도 표현할 수 있는데, 그런 의미에서 이를 계발하고 연구 발전시키면 작은 병부터 무서운 병까지 치료할 수 있는 재미있는 결과가 나올 수 있다.

예를 들어, 사람의 뇌에 흐르는 전기를 파형으로 나타낸 것이 뇌파인데, 뇌 작용에 따라 나타나는 특징적인 뇌파에 이름을 붙여 뇌의 상태를 파악할 수 있는 것이다. 또한 위에 음식이 들어가면 위장 특유의 전기 발생 장치가 가동되어 위 운동이 일어나게 된다. 이렇게 위에는 전기 발생 장치가 두 군데 있는데, 비정상적으로 작동하면 위병이 생기는 것을 알 수 있다. 대장이나 소장에도 고유의 전기 발생 장치가 어김없이 작동하며, 심장에도 우측 심방 위쪽에 전기 배터리가 위치한다. 거기에 전기가 발생하면 두 가닥의 전용선을 타고 내려가 심장을 뛰게 하는 것이다. 병원에 가면 가슴에 여러 가닥의 선을 대고 찍는 심전도 검사, 즉 심장 전기 흐름을 나타내는 검사가 있다. 이것을 통하여 정신병, 간질, 부정맥, 소화 장애, 근육 질환 등의 질병에서 비정상적인 전기적 흐름이 있음을 알 수 있다. 마찬가지로 치료법으로도 전기적 자극을 주어 전기 흐름을 정상적으로 돌리는 방법이 많이 사용된다. 이를테면 부정맥에 강한 전기 충격을 준다거나, 근육 질환 시 물리 치료 기계에 전기 치료가 이용되는 것 등이다.

앞으로는 생체 전기의 흐름을 정상화시키는 방법도 연구하면 질병 치료에 좋은 결과를 얻을 수 있을 것이다. 이에 대한 구체적인 실천 방법으로 기공, 명상, 운동 요법 등이 이용될 수 있다.

기공, 명상법을 배우려는 사람들에게

현대 의학과는 접근 방식의 차이가 있지만, 예로부터 기공이나 명상 요법 등은 인체와 자연 현상의 법칙에 대해 모색하고 인간의 심신을 안정시키는 데 일조해 왔으며, 그것은 의학에서 바라는 목적과 다르지 않다. 즉, 기공이나 명상 등은 몸과 마음의 흐름을 편하고 자연스럽게 유도하기 위해 근본적인 대안을 제시하여 준 심신 일체의 방법론인 것이다. 일반적으로는 이러한 것을 '도道'라고도 부르는데, '도'란 '속의 나'와 '겉의 나'를 연결시켜 주는 통로이며, 너와 나 사이에 존재하는 길이며 서로를 연결시켜 주는 길이다.

길은 모든 곳으로 통하는 시작점이며 종점이다. 누가 일부러 막지 않는 한 그 길은 항상 열려 있다. 길을 찾게 되면 '겉의 나'와 '속의 나'가 서로 일치되어 갈등을 겪지 않고 살 수 있으며, 정신적·육체적 문제가 아무리 우거진 숲과 같더라도 길을 알고 있으면 목적지에 쉽게 도달할 수 있다. 태어나서 죽을 때까지 정신적·육체적 짐을 짊어지고 가야 하는 것이 인생이라면 길이 없는 험준한 바위산을 애써 오르는 것보다 잘 닦여진 길을 가는 것이 좋을 것이다.

제3장

마음의 편안함

|명상 전문가 박지명 편|

건·강·재·테·크

1. 마음의 편안함에 투자하라

편안함은 마음의 본성

세상은 끊임없이 점점 더 빠른 속도로 변해 가고, 우리의 삶은 그것에 맞추어 살지 못하면 어느 순간 사회에서부터 도태되고 자신만이 동떨어진 세계로 분리되어 살게 된다는 것을 자각한다. 우리는 그러한 인식 속에서 자기 자신이 사회 구성원의 일부로서 분리되지 않게 하기 위해 항상 노력하고, 그로 인해 막중한 스트레스를 견디면서 살아가고 있다.

그러한 스트레스들은 주로 경제적인 활동이나 사회 구성원으로서의 자신의 위치를 확고히 해야 할 때 크게 발생되며, 많은 사람들은 그것으로부터 벗어나기 위해 담배를 피운다거나, 술을 마신다거나, 맛있는 음식을 먹는다거나, 운동이나 여가 생활, 여행 등을 통하여 나름대로 해소할 방법을 찾는다.

그렇다면 아름다운 외모와 건강, 경제적인 안정, 공고한 사회적 위치를 모두 갖추었음에도 불구하고 우리의 마음은 진정으로 편안하고 행복한가? 사람들은 누구나가 모두 안정되고 편안한 마음으로 살기를 원한다. 안정되고 편안한 곳을 향해 가는 것은 우리 마음의 속성이기 때문이다. 그러나 자신의 안정을 향해 달려가는 욕망이 습관화되다 보면 만족을 취하는 마음은 점차로 사라지고, 계속해서 욕망을 성취하려는 마음만이 더 강하게 남게 된다.

많은 사람들은 '그 무엇'을 향해 달려가고 있다. 그러나 어떠한 것을 성취하기 위해 달려가는지 아는 이들은 많지 않다. 다만 달리지 않으면 마음이 편하지 않기 때문에 멈출 수가 없는 것이다. 마치 아프리카의 수많은 소 떼들이 어딘가에서 사자 한 마리가 나타나니까 정신없이 달리기 시작하는 것처럼 말이다. 우리의 삶은 살기 위해서, 생존을 위해 달려간다.

사람들은 외부 상황에 휩쓸려 자기라는 존재감을 잊은 채 정신없이 달려가고 도망가지만, 편해지기 위해 달리는 것이라고 한다. 요즘의 신입사원은 그렇게 어렵게 들어간 좋은 직장을 오래 버티지 못하고 관두는 경우가 많다고 한다. 치열한 경쟁률을 뚫고 어렵게 회사에 입사하였지만, 그 회사에서 주는 스트레스를 견디기가 너무 힘들다는 것이다. 마음이 불편하면 모든 것이 싫은 것이다. 아이들은 어려서부터 좋은 학교에 들어가야 한다는 강박감을 가지고 성적을 올려야만 한다. 아침부터 저녁까지 짜인 프로그램은 어떻게 하면 성적을 올리고 좋은 학교에 들어갈 것인가에만 초점이 맞추어져 있다.

그러한 흐름 속에서 혼자만 따로 떨어져 로빈슨 크루소가 무인도에 정착한 것처럼 독립적으로 살 수도 없는 일이며, 그렇다고 보통의 삶과는 다른 숲 속의 대안학교로의 길 또한 만만한 것이 아니다.

주부들은 집안에서 편안한 것처럼 보이지만, 아이들의 교육에 생활의 모든 것을 건다. 마치 그 길만이 유일한 탈출구인 것처럼. 많은 가정이 초등학교 때부터 아이들을 외국으로 유학을 보내면서까지 미래를 위한 발전을 도모한다. 가족들끼리 서로 떨어져 지내면서도 삶의 성공과 발전이라는 공통적인 명제의 묶인 아래 많은 가족들은 스스로 희생을 감수하고 있다.

그러나 세상이 경제적으로 힘들고 사회가 더 치열할수록 자신의 몸과 마음을 잘 챙기고 스트레스를 막는 방어선 구축을 잘해야만 하며, 가족 간의 친밀한 관계가 무엇보다 중요하다는 것을 자각해야 한다.

개인과 가족과 사회의 유대 관계가 유기적으로 잘 구축될 때 우리의 마음은 진정한 편안함을 얻을 수 있기 때문이다.

자신을 쉬게 하라

사회 적응의 스트레스 측정 척도에서 가장 강한 스트레스가 사랑하는 사람과의 사별이며, 그 다음으로 이혼, 실직, 임신, 성 생활의 문제, 재정적인 상태, 자녀의 출가 등의 순서이다. 자신의 불안정한 상태를 알아보는 척도로 먼저 신체적인 변화로는, 일상생활에서 숨이 막힐 것 같은 호흡 곤란, 불면증, 식욕 감퇴, 잦은 피로감 같은 것 등이 있으며, 행동의 변화로는 불평이 많아지고 주량이 증가되며, 말수가 줄어들거나 없어지고, 갑자기 화를 잘 내고, 결근과 조퇴가 많아지는 것 등이 있다. 심리적으로나 감정적으로는 언제나 초조하거나 집중력이 떨어지고, 건망증이 심하고, 우울하며, 쉽게 포기하고, 성급한 판단을 내리는 것 등이 있다.

이러한 스트레스의 모든 과정을 인도의 요가 경전에서는 질병, 나태함, 의심, 감각의 탐닉, 부주의, 게으름, 잘못된 인식, 잘못된 방향, 불안정한 상태, 분산된 마음이라고 하였다.

그러한 스트레스의 마음으로부터 벗어날 방법은 무엇인가? 경전에서는 마음의 움직임을 자연스럽게 통제하여 마음을 편안하고 고요하게 하라고 하였다.

마음이 불편한 것은 바로 자신이 가지고 있는 스트레스 때문이다. 이러한 스트레스는 긴장이나 누적된 피곤함, 피로 등으로 몸과 마음에 축적되었다가, 나중에 몸과 마음 양쪽을 통하여 드러나게 된다.

인생에서 가장 가까운 가족은 누구인가? 그것은 바로 자기 자신이다. 그런데 자신이라는 가장 가까운 가족은 실상 촌수를 따질 수도 없을 만큼 멀어져 있다. 자신이라는 존재는 입이 있어 먹으라니 먹고,

다리가 달려 있으니까 열심히 뛰고 달리지만 자신은 그런 감사한 발과 다리에 마사지도 한 번 해주지 않는다.

눈에는 컴퓨터나 TV, 모바일 같은 것으로 쉼 없이 혹독한 자극을 주면서도, 잠시도 먼 곳을 보고 쉬게 놔두지 않는다. 이러한 몸과 마음에 보답할 방법은 바로 자신의 몸과 마음에 휴식을 주고 안정을 주는 방법밖에는 없다. 멀리 떨어져 있는 자신을 가깝게 하고 달래 주는 방법으로는 마사지나 운동 요법으로 지친 육체를 풀어 주는 것이며, 명상을 통하여 생각을 편안하게 하고 마음을 안정되고 기쁘게 하는 것이다.

가장 가까운 자신을 잘 다루어 줌으로써 삶은 달라지기 시작할 것이다.

차도 편식하지 말아야 좋다.

커피 소비가 갈수록 늘고 있고, 하루에 5~6잔을 마신다는 사람도 있다. 커피 대용으로 또는 건강에 좋다는 인식 때문에 녹차 소비도 늘고 있다. 그러나 아무리 체질에 맞는다고 해도, 또 좋아한다고 해도 한 종류의 차를 여러 잔 마시거나 며칠씩 계속해서 여러 잔 마시는 건 피하여야 한다. 참고로 증상에 따른 차를 소개하면, 장이 안 좋으면 율무차, 머리가 아프면 국화차, 목구멍이 아프면 모과차, 기침을 하면 오미자차, 감기에 걸렸거나 예방하려면 소엽차나 진피차, 소변이 시원찮으면 복분자차, 소화가 안 되면 생강차, 원기를 돋우려면 대추차가 도움이 된다. 평소 먹는 차는 개인적으로 비타민 C가 많고 맛의 풍미를 느낄 수 있는 감잎차를 추천하고 싶다.

2. 마음을 편하게 사는 방법

어떻게 사는 것이 편하게 사는 것일까?

현대 사회를 사는 사람들은 대부분 외면적으로나 내면적으로 불안함 속에서 자신의 삶을 달리게 하고 있다. 도시에 살거나, 또는 시골에 살지라도 그들은 인간 간의 관계에 대한 갈등을 느끼며, 경제적인 불안정과 교육의 격차, 직업의 불안정 등으로 인한 다양한 사회적인 부적응의 문제를 안고 있다.

마음이 편하지 않은 상태의 원인들을 좀 더 세밀하게 나열해 보자면, 타인과 소통하지 못하는 소외감으로부터 오는 고통, 인간에 대한 미움, 인간과 사회에 대한 분노, 원인 모를 공포감, 약물 중독, 컴퓨터 중독, 담배 중독, 알코올 중독, 도박 중독, 섹스 중독, 자동차 경주 중독, 음식 중독, 부동산 중독, 주식 중독, 펀드 중독, 정보 중독 등이며, 그 이유들은 너무나도 다양하다. 그 외에도 사랑하는 사람과 헤어짐,

세상살이의 허무함, 시험의 낙방, 경제적인 압박감, 우울증, 조울증, 성적 갈등, 성 기능 장애, 가족과의 갈등, 이미 결론 난 생의 캄캄한 미래들, 자살 충동 등 끊임없는 괴로움들은 얼마든지 존재할 수 있다.

이렇게 삶이 문제투성이이고 괴로움의 연속이며 투쟁이라면 이러한 세상을 어떻게 살아갈 것인가? 삶이란 정말 어떤 결론이 나 있는 것일까? 그러나 삶은 그런 것이 아니다. 필자가 만난 히말라야의 한 수행자는, "인생은 행복이다"라고 하였다. 그 수행자는 그것에 대해 더 거창하게 표현하였는데, 물속의 물고기는 입을 벌리기만 하면 물이 들어오는 것처럼 우리도 올바르게 삶의 방향만 잡으면 어렵지 않게 행복할 것이라고 하였다.

'인생은 고해의 바다'라고 한 성현의 말씀이 있는데 그것은 해석을 잘하여야 한다. 다만 우리가, 삶은 한계가 있고 고통이 존재한다는 것을 자각할 때 고통은 자연스럽게 사라진다고 말하는 것이다.

그렇다면 정말로 고통이 사라질 수 있을까? 고통이 사라지고 진정 행복이 찾아올 수 있을까? 어떤 이는 얼마의 경제력과 자신이 하고 싶은 일이 있다면 세상은 즐거울 것이라고 한다. 어떤 이는 경제적인 안정과 사회적인 일이 있고, 그런 다음 언제나 자신이 가고 싶은 곳을 여행할 수 있다면 좋겠다고 한다. 어떤 이는 자신의 일이 있고 경제적인 안정과 건강한 몸을 지녔으면 만족한다고 한다. 그 말들은 사실상 틀린 말이 아니다.

자신의 행복을 얻기 위해서는 우선 몸과 마음이 안정되고

건강하기 위해서 노력하는 것이 중요하다. 그것이 없으면 다른 어떠한 계획도 무너져 버릴 것이기 때문이다. 그러기 위해서는 가장 먼저 건강한 정신과 몸을 만들기 위한 노력이 필요한 것이다.

그런 다음은 어떠한 일을 도모하는 것이 중요하다. 많은 사람들은 자신을 등한시하고 무리하게 많은 일을 하거나, 자신만의 시간을 다른 이들을 위해 허비하는 일로 쓰고 있다. 그것은 결국 자신의 삶을 한정시켜 버리는 것이며, 시간이 지남에 따라 자신의 몸을 망가지게 하거나 정신적인 피폐함을 가져오게 하는 원인이 되기도 한다.

누구나 자신의 몸과 마음이 편안해야 한다는 것을 모르지 않지만 실세로 실천하기는 쉽지 않다. 우리에게는 사회와 가족, 부모, 부부, 자식, 친지, 친구들이 있고, 그 소속들 속에 자신이 긴밀하게 얽혀 있지만, 생각을 하는 사람도 자신이며, 몸도 자신이며, 관계를 맺는 이도 자신이다. 자신이 안정되고 편안하지 않으면 자신의 삶을 위한 어떠한 일도 벌어지지 않는다는 사실은 분명하다.

몸이 괴로우면 마음이 괴롭고, 마음이 괴로우면 몸도 괴롭다. 그러나 그 둘이 찰떡궁합을 이루어 몸은 휴식을 취하고 마음은 안정되어 있다면 자신을 괴롭히는 문제들로부터 좀 더 자유로워질 수가 있다. 진정 편안하다는 것은 몸과 마음이 모두 건강한 상태를 말하는 것이기 때문이다. 그러면 어떤 방법이 몸과 마음 두 가지 모두에 휴식과 안정을 주어 스트레스로부터 벗어나게 할 수 있을까?

자신을 확실하게 가꾸라

그 첫 번째는 잘 먹는 것이다. 몸의 고른 영양 상태는 심신을 편안하게 움직이게 하는 데 가장 근본적인 요건이다. 3대 영양소인 단백질, 지방, 탄수화물뿐만 아니라 비타민과 미네랄 또한 충분히 공급하여야 한다. 자기도 모르게 불균형한 식 습관이 되지 않았는지 확인하는 것은 매우 바람직한 일이다.

두 번째는 긴장을 풀어 주는 방법으로 자신 스스로 또는 다른 사람에 의해 마사지나 지압 등의 수기 요법을 행하는 것이다. 세상의 모든 스트레스가 자신에게 엄청난 중력의 법칙을 통하여 내리누를 때, 마사지는 그것을 풀 수 있는 좋은 방법이 된다. 간단한 마사지 오일을 몸에 발라 목뒤의 근육과 몸 뒤쪽의 승모근과 삼각근과 광배근, 그리고 앞쪽으로는 가슴 부위인 소흉근과 대흉근의 근육을 풀어 줌으로써 신경, 혈액, 기 또는 에너지의 순환을 원활하게 하여 준다. 마사지 오일은 일반적으로 판매하는 것도 좋지만 직접 블렌드 blend하여 사용하는 것도 좋다. 베이스 오일로 올리브 오일, 호호바 오일 같은 것을 사용하여 거기에다 마음을 안정시키는 캐모마일이나, 라벤더, 재스민, 샌들우드, 근육통을 완화시키는 로즈마리, 유칼립투스, 페퍼민트 등의 에센셜 오일을 취향에 따라 몇 방울씩 섞어서 사용하면 오일의 향기와 특유한 성분으로 인해 더욱 효과적인 마사지가 될 수 있다.

세 번째는 무리하지 않게 규칙적인 운동을 하는 것이다. 운동을 할 때에는 긴장을 풀어 주는 스트레칭과 자기가 좋아하는 유산소 운동을 병행하는 것이 가장 바람직하다. 여러 운동법 중에서도 요가나 기공 또는 태극권 같은 운동법들은 무산소 운동과 유산소 운동의 효과를 모두 주면서도 장소에 구애받지 않고 어디서나 쉽게 할 수 있기에 아주 좋은 운동 요법이 될 것이다.

마지막으로는 명상을 실천하는 것이다. 명상은 삶에 있어서 편안함을 주기 위해 고대로부터 전해 내려온 아주 중요한 방법들 중의 하나이다. 명상은 우리 몸 안에서 언제나 감시하고 지켜보는 마음을 편히 쉬게 하여 주고, 그로 인해 마음의 안정을 가져다주는 방법이다. 거기에다가 몸의 긴장을 풀어 주는 이완법이나 호흡법을 함께 보완해 준다면, 더 빠른 속도로 심신을 안정시키고 스트레스와 긴장이라는 맹수를 포획하는 데 가장 좋은 방법이 된다. 명상은 몸과 호흡과 마음의 안정을 가져다주고, 삶의 목적 의식과 삶의 목표를 분명하게 일깨워 주는 최고의 방법론이다.

집에서나 직장에서나 학교에서나 사회의 어느 곳에서도 명상은 자신을 안정시키고 편안하게 삶을 살아가게 하는 가장 쉽고 친근한 벗이 될 것이다.

명상에 대한 조언

명상 자세는 서거나 앉거나 누워서 할 수 있고, 또한 걸으면서 할 수도 있다. 자신이 안정이나 집중이 가능하다면 어떤 자세로도 할 수 있다. 그러나 일반적으로 앉아서 하는 것이 무난하다. 서면 힘들고, 누우면 잠이 들어 버리는 경우가 많기 때문이다.

앉을 때는 양반 다리 혹은 반가부좌, 결가부좌를 하는데 형식에 너무 구애받지 말고, 편하게 오래 앉아 있을 수 있는 방법이면 좋다. 엉덩이에 방석을 깔고 앉아 등과 허리를 곧게 펴고 좌우로 흔들어 몸을 바르게 잡는다. 목을 곧게 세워 약간 앞으로 숙이는 듯하면 목뼈가 바로서는 것을 느낄 수 있다. 혀는 입천장에 붙이고 눈은 힘을 빼 살며시 뜨거나 감는다.

처음에는 3~5분, 어느 정도 안정이 되면 20~30분까지 시간을 늘려 본다. 더 오랜 시간의 명상이나 어떤 느낌이나 현상이 생길 때는 전문가와 상담하거나 지도를 받으며 해야 한다.

3. 콤플렉스로부터의 해방

자신감은 삶의 명료함으로부터 비롯된다

살아가면서 우리는 자신의 콤플렉스에 대한 이야기가 나온다거나, 그것이 건드려지는 상황이 되면, 강한 자극을 받게 되거나 심한 경우에는 돌아 버릴 것 같은 느낌마저도 갖게 된다. 열등감이라고 하는 이 복잡 미묘한 감정의 콤플렉스는 자신을 괴롭히고 삶을 편안하게 바라보는 데 장애를 주는 큰 요인이 된다. 우리가 아는 콤플렉스 중에서 가장 일반적인 것으로는 용모에 대한 콤플렉스가 있을 것이며, 성격에 대한 콤플렉스나 매력에 대한 콤플렉스 등이 있을 것이다. 그리고 자신의 몸에 대한 다양한 상태와 성에 대한 잘못된 상식 등으로 인한 성적인 콤플렉스, 다른 사람과 비교하면서 생기는 학력 콤플렉스, 그 외에 집안과 가족, 재산에 대한 콤플렉스 등 아마 콤플렉스에 관한 한 아무리 열거해도 끝이 없을 정도일 것이다.

사람들은 누구나가 자신의 열등한 마음을 없애고 자신감을 기르기 위해 노력한다. 필자는 과거에 청중을 압도하고 말을 잘할 수 있는 방법을 가르치는 것으로 유명했던 여성 강사 한 명을 알고 있었다. 그녀는 TV에 나와서도 너무나 강의를 잘하며, 언변이나 웅변을 가르치는 데도 그렇게 유명한 강사였지만, 그녀는 자신이 강의할 때마다 매번 긴장이 되었으며, 충분한 준비가 없이는 언제나 힘이 들었다고 하였다. 그리고 자신의 어떠한 강의에서도 긴장을 늦춘 적은 단 한 번도 없었다고 하였다.

　　그녀는 수없이 반복된 기억과 훈련을 통해서 말을 하는 것이며, 스스로 이미 안정된 상황이 되어야 청중이나 대상을 만났을 때 훈련된 것을 적용할 수 있다고 하였다. 그러나 이것은 비단 강의를 할 때뿐만이 아니다. 모든 콤플렉스는 넓은 시야와 다양한 상식을 가지고 자신의 편협한 생각에서 벗어나 전체를 바라볼 수 있을 때, 그로부터 벗어날 수 있다. 예를 들어 어릴 적부터 콤플렉스에 노출되고 많은 대화를 하지 않는 사람은 자신의 방에 갇혀 있기에 다른 사람들과 대화를 할 때 그 정확성이 떨어지게 되는 것이다.

　　많은 사람들이 겉으로 볼 때는 멀쩡해 보이지만 실제로는 수많은 심리적인 문제나 생활적인 문제, 콤플렉스나 약점 등이 숨겨져 있다. 이러한 콤플렉스를 넘어서기 위해서는 사람들과 자연스럽게 대화하고 자신에게 숨어 있는 콤플렉스를 끄집어내야 한다.

　　이러한 숨은 콤플렉스를 끄집어내기 위해서는 일반적으로 상담

심리학이나 임상 심리학, 정신과의 상담 등을 통한다면 조직적이고 정밀하게 많은 도움이 될 수가 있다.

그러나 모든 것은 자기 자신 스스로가 실천하는 것이기에, 그 모든 것이 자신으로부터 일어났다는 것을 깨우치게 하고, 자신감을 주는 방법이 가장 이상적일 것이다. 그렇지 않고 반복된 상담과 약물에만 너무 의존하다 보면 올바른 방향을 잃어버리게 될 수 있기 때문이다.

이러한 콤플렉스로부터 탈출하기 위해서는 무엇보다도 자신의 마음을 자연스럽게 털어 버리는 훈련을 해주는 것이 필요하다. 마음에 걸림돌이 없이 편안한 상태가 되기 위해서는 자기 자신의 신념을 다지는 훈련과 마음을 고요하게 해주는 명상이 필요하다.

아침에 일어나 자신의 심정을 다지기 위해 간단한 신념의 구절들을 반복하고 마음속으로 되뇐다. 이러한 신념 체계를 자연스럽게 확립시키고 반복하는 데에는 많은 방법들이 있지만 명상과 함께 실천하지 않으면 인위적인 형식이 될 뿐 별로 효과가 없다.

우선 편안하게 앉아 눈을 감고 앉아 명상을 실천한다. 그런 다음 이러한 구절들을 자연스럽게 생각한다.

"나는 세상의 모든 것과 친밀하며 그것들을 사랑한다.
나는 편안하고 안정되어 있다.
나는 내 자신인 것이 좋다.
나는 이 세상에 존재한다는 것이 진정으로 행복하다.

나의 생각은 세상의 아름다운 것을 창조한다.
나는 모든 삶의 근원이다."

명상의 가장 올바른 목적은 자신의 일상에서 잔잔하게 몸과 마음을 잘 챙기고, 건강과 편안함을 유지하면서 자신의 방향대로 사회에 좋은 역할을 하여 자아를 성취하는 것이다. 그것이 또한 우리가 콤플렉스로부터 벗어나려는 궁극적인 목적일 것이다. 자신감 있는 삶을 산다는 것은 삶을 명료하고 치우침 없이 본다는 것이다. 명상은 일상을 살면서 엉클어진 자신의 면모를 보다 안정되게 가꾸고 더욱 활기차게 살아가게 하는 좋은 친구가 될 것이다.

실질적인 명상을 위해

자신을 발전시키기 위해 가장 힘들이지 않고 쉽게 실천할 수 있는 방법이 바로 명상이다. 그러나 명상은 섬세한 내면을 다루는 것이기 때문에 마음의 평온을 찾기 위한다면, 반드시 오랜 전통을 지녔거나 장기간의 검증을 거친 명상법을 행하는 것이 바람직하다.

옛날부터 전해 내려오는 검증된 명상법을 하나 가르쳐 드리겠다. 이 명상법은 부작용이 없이 실천할 수 있는 가장 안전한 방법으로, 『양방 한방 자연 요법 내 몸 건강 백과(웅진윙스)』에도 소개한 바 있다. 사실상 누구에게나 안전하고 부작용이 없는 명상법은 대단히 흔치가 않으며, 이 명상법은 언제 어디에서 행하여도 상기가 되는 등의 어떤 문제도 일으키지 않고 행할 수 있는 가장 안전한 명상법이기에 다시 한 번 주지하도록 하겠다. 인도의 라자 요가 명상 전통으로 수천 년 동안 내려온 이 명상법은 법맥을 잇는 모든 수행자들에게 검증된 방식이며, 아주 저명한 수행자들도 평생 동안 이 명상법만을 가지고 수행하기도 하였다. 처음에는 명상이 잘 안 되는 것 같더라도 꾸준하게 실천하여 생활화되면 자신도 모르는 새 삶의 전체가 변화되는 것을 느낄 수 있을 것이나. 지금 한 번 실천해 보시라.

우선 편안하게 앉아서 눈을 감는다. 호흡을 들이쉬고 내쉬면서 들이쉴 때는 들이쉬는 호흡 소리 '소–'를 생각하고 내쉴 때는 내쉬는 호흡 소리 '함–'을 생각한다. 시간은 처음에는 잠시 동안 하다가 나중에 익숙해지면 10~20분 정도, 그 이상을 해도 좋다. 시간이 없는 사람들은 잠시 짬을 내어 하거나 자기 전이나 잠에서 일어나 해도 무방하다. 익숙해지면 평상시에 눈을 뜨고 행할 수도 있는데, 걸음을 걸을 때나 앉아서나 누워서나 언제 어떤 때라도 할 수가 있다. 우리는 항시 호흡하고 있기 때문이다.

Point ■ ■ ■

생활에서 지키면 좋은 건강법

1. 잠을 7시간 이상 충분히 자라.

2. 스트레칭과 얼굴 마사지, 몸 두드리기를 생활화하라.

3. 일주일에 3회 이상, 30분 이상 땀이 나도록 운동을 하라.

4. 자세를 바로 하라.

5. 물을 많이 먹어라.

6. 야채, 해조류를 많이 먹고 적당한 과일 섭취로 비타민과 무기질의 섭취
   를 충분히 하라.

7. 한국 고유의 전통적인 식단을 유지하라.

8. 계절에 맞추어 의복을 입는다.

4. 중독되지 않고 즐기기

우리는 모든 사회생활의 규격화되고 반복적인 학습 훈련에 길들여짐에 따라 자신도 모르게 무언가에 중독된 채로 일상을 살아가게 되는 경우가 많다. '중독'이라고 할 때, 그것은 이미 자신의 편안한 삶의 흐름을 깨뜨리고 외부적인 모든 대상들에 의해 휘둘리게 하는 거부할 수 없는 요인이 된다. 그리고 한번 중독된 상태가 되면, 그것으로부터 벗어난다는 것은 너무나도 쉽지 않은 일이 된다.

중독은 우리의 생활 전반에 걸쳐 생각과 느낌과 집단적인 의식의 흐름을 통해 개개인의 삶 속에 긴밀히 짜여 있다. 그러한 것은 어떤 면에서 생활의 편리성을 가져다주기도 하지만 결국은 자신의 삶을 한계 지우는 틀을 만들어 버린다.

중독은 자신이 자각하지 못하는 사이에 삶의 전반에 스며들어 자신을 압도된 채로 살게 한다.

예를 들어, 사람들은 중독으로부터 벗어나기 위하여 또 다른 중독에 빠진다고도 한다. 이러한 상황에서 우리는 중독의 굴레로부터 벗어날 수가 있을까? 중독보다 더 편안하고 안정된 자신의 삶이 존재하지 않으면 우리는 언제든지 중독의 수렁으로 점점 더 깊이 빠져들게 될 것이다. 우리의 마음의 흐름은 마치 꿀을 찾아 날아다니는 벌과 나비가 언제나 꽃으로 향하는 것처럼 보다 좋고 매력적인 쪽으로 가려는 마음의 본성을 가지고 있다.

앉아서 책을 보고 있다가도 아름다운 음악 소리가 들리면 마음은 어느새 음악 쪽으로 가게 되며, 그것보다 더 끌리는 것이 있으면 마음은 자연스럽게 그쪽으로 향해 쏠리게 될 것이다. 우리의 마음은 끊임없이 더 매력적이고 더 좋은 것을 향하여 떠나는 방랑자와 같다. 어떻게 하면 그런 자유분방한 마음을 바로잡을 수가 있을까?

그것은 바로 마음의 자연스러운 흐름을 이용하여, 인위적으로 거부하지 않고 보다 좋은 것을 선택하는 것이다. 본인이 가장 좋아하는 것이 술을 마시거나 담배를 피우거나 홈쇼핑을 하거나 컴퓨터 게임을 하거나 운동에 빠져드는 것이라면, 그것들로부터는 어느 순간 한계점을 느낄 것이며, 거기에서 오는 부작용을 동시에 맛보게 될 것이다.

우리가 중독으로부터 벗어나 그러한 삶의 요소들을 건전하게 즐기고, 그것들을 취미와 마니아적인 삶으로 아름답게 승화시키기 위해서는 많은 힘든 과정을 거쳐야만 한다. 세상에 어떤 것도 자신에게 공짜로 아름답게 다가오는 것은 없다는 말은 철칙이다.

등산을 너무나도 좋아하였던 어떤 사람이 있었다. 그는 주말마다 빠지지 않고 힘든 장비를 매고 높은 산 오르기를 하였는데, 너무 무리하게 산을 오르다 보니 무릎이 심하게 손상되어 치료받지 않으면 안 되는 상황이 되었다. 하나를 얻기 위해 다른 하나가 망가지게 돼 버리는 이와 비슷한 이야기는 우리 주변에서 흔히 볼 수 있다. 컴퓨터 게임이나 인터넷 중독에 빠진 사람들에게 가장 먼저 오는 반응은 정신적인 부분뿐만 아니라 안구 건조증 같은 것으로 눈의 피로가 심해지고 눈이 나빠지는 등 몸의 건강을 해치는 것이다.

우리에게 해를 주지 않으면서 삶을 즐기게 할 수 있는 여러 방편들도 일단 중독이라는 딱지가 붙게 되면 그것은 자신을 갉아먹는 원흉으로 변하게 된다. 같은 행위를 하더라도 그 행위의 중독에 빠지는 것과 그 행위를 즐기는 것은 엄청난 차이가 잇다. 마음 맞는 사람들끼리 좋은 술을 함께 즐기는 것은 삶을 여유롭게 하고 마음을 안정시키는 데에도 도움을 준다. 그러나 술 마시기를 자제할 수 없을 정도가 되면, 간 기능과 뇌 기능이 망가지게 되며, 하루도 술 없이는 버티지 못하는 지경에까지 이르게 된다. 누군가를 사랑할 때에도 마찬가지이다. 그 사랑에 중독되어 집착에 빠지는 것과 그 사랑의 힘으로 자신을 전진시키는 것은 완전히 다른 이야기이다.

우리는 누구나 언제라도 중독의 늪에 빠질 수가 있다. 그러나 중독을 승화시켜 그것을 진정 자신의 생활의 일부로 세밀히 즐기게 된다면 자신을 지탱하는 삶의 주변은 너무나도 다양해지고 풍부해질 것이다.

많은 사람들이 취미라고 하는 독서, 걷기, 자전거 타기, 가벼운 등산, 차 마시기, 요가, 수영, 가벼운 웨이트 트레이닝, 가벼운 여행, 스트레칭, 명상 등은 가장 일반적이지만 삶을 다방면으로 즐기게 할 수 있는 좋은 동반자가 되는 방법들이다.

인생은 어떠한 것이든 과한 것은 반드시 문제를 일으키는 원인이 되고, 덜한 것은 언제나 갈망의 원인이 된다. 삶에서 그것을 적당하고 충분히 즐길 수 있는 것은 인생의 묘미를 아는 지혜가 되는 것이다.

특정한 중독을 희석시키는 생활 습관	
알코올 중독	요가, 등산, 수영, 자전거 타기, 줄넘기, 덤벨 운동, 독서, 명상
담배 중독	명상, 빨리 걷기, 등산, 요가, 수영, 독서
섹스 중독	등산, 여행, 명상, 요가, 식이요법
컴퓨터 중독	걷기, 등산, 오지 여행, 요가, 수영, 명상
약물 중독	마사지, 식이요법, 등산, 달리기, 수영, 기공, 요가, 명상
주식 중독	여행, 수영, 요가, 명상
쇼핑 중독	요가, 여행, 등산, 명상

5. 모든 것은 편안한 마음으로부터

자신의 고요함을 체득하라

"인간의 잔인하고 폭력적인 마음의 본질은 바로 자신의 약함에서 오는 것"이라는 어느 성현의 말이 있다.

현대를 사는 우리들은 많은 언론을 통해서 사람들의 부정적인 성품이 저지르는 일들을 적지 않게 접하고 있으며, 대부분이 복잡하게 얽힌 여러 가지 스트레스를 안고 하루하루를 살아간다. 사람들은 자신의 스트레스를 걸러 내지 못하고 그것을 사람과의 관계에서 내뿜고 또 흡수하면서 연쇄 고리처럼 얽혀서 살아가는 것이다. 부정적인 영향을 주는 많은 생각과 말과 행동, 정보들은 오히려 마음의 안정을 깨고 생활의 혼란을 가져다준다. 인류의 어떤 시대든지 인간의 행위에 있어 부정적인 면을 제거하고 긍정적인 면으로 살아갈 수 있는 방법에 대해 도모해 왔다. 올더스 헉슬리가 쓴 『멋진 신세계』에서처럼 언제나 긍정적인 생각을 하고 행동하게 하는 좋은 유전인자로 사람을 창조해 낼 수는 없는 것일까? 아니면 컴퓨터에서 불필요한 프로그램이나 바이러스를 제거하듯이 인간의 부정적인 마음의 바이러스를 제거할 수는 없을까?

어떻게 하면 사회가 스트레스와 긴장으로부터 벗어난 삶을 살 수 있을까? 어떻게 하면 긍정적인 삶의 비전을 가지고 살 수 있을까? 모든 사람이 공유할 수 있는 몸과 마음이 발전되는 그러한 방법은 없는 것일까?

어느 신문에서 '우리 사회는 명상이 필요한 사회'라는 기사 제목을 본 적이 있다. 그야말로 우리에게는 명상이 필요할 것이다. 사람의 모든 행동의 원인은 생각으로부터 나온다. 그리고 그러한 창의적이고 긍정적인 생각은 자신의 고요함으로부터 나오는 것이다. 그러한 고요함으로 자신을 되돌리기 위해 가장 좋은 방법은 명상을 실천하는 것이다. 중요한 것은 그러한 명상의 방법은 종교적인 색채도 띠지 않고, 이상한 신념을 불어넣지도 않으며, 단순히 몸과 마음을 건강하고 건전하게 전환시키는 방법이어야만 한다.

우리는 세상을 바쁘게 살아가면서 자신을 돌아볼 겨를 없이 세월을 보낸다. 시간은 빠르게 흘러가고 많은 일들이 주위에서 자신을 압박한다. 직장인이나 학생이나 가정주부나, 누구든지 대부분은 현대 사회의 시간의 틀에 조금도 벗어나지 않고 반복되는 일상을 맞이한다. 생활을 하다 보면 아침인 것 같은데 벌써 저녁이 되었고, 일과 생활과 공부에 눌려 자신을 놓치고 사는 경우가 가장 일반적인 현대인의 모습들이다.

사람들은 누구나 자유로운 삶을 꿈꾼다. 어떤 이는 많은 돈을 벌고 자유롭게 세계를 여행하고 싶어하며, 어떤 이는 맛있는 음식과 다양한 레저를 즐기며 살고 싶어한다. 누구나 그러한 기분 좋은 희망을 가지고 열심히 일하고 생활하게 된다.

그러나 사람들은 그것이 꿈일 뿐 그렇게 생활하지 못한다는 것을 잘 안다. 그러나 우리는 현실로부터 탈출하지 않고서도 스트레스로부터 자유로우며 즐겁게 살 수 있어야 한다.

바쁜 스케줄을 속에서도 자신의 여가를 최대한 즐기면서 즐겁게 사는 사람들은 존재하며, 실제로 그런 사람들이 자신의 일과 삶 속에서도 자신의 내면의 안정을 깨뜨리지 않고 끊임없는 열정으로 자신의 삶을 창조해 나가는 것이다.

현대인의 창조적인 삶을 위한 패턴   Tip ■ ■ ■

1. 아침에 일어나 세면이나 샤워 후에 가벼운 스트레칭이나 몇 가지의 요가 동작을 하고 앉아서 10분 정도 명상을 실천한다.

2. 하루를 시작하기 전 오늘의 할 일들을 점검한다.

3. 하루의 일과를 마치고 나면 편안한 마음으로 앉아서 피로를 푸는 시간을 가진다.

이 시간에 하루 동안 쌓였던 피곤함을 가벼운 스트레칭과 명상으로 푸는 것은 매우 바람직하다.

4. 해가 뜨기 전에 찬란한 태양 에너지가 떠오르는 것을 느끼며 자신의 삶을 생각하고, 해가 진 후에 고요한 밤의 정기를 느끼며 책을 보거나 TV를 보는 등 자신의 시간을 갖고 잠의 깊은 휴식으로 들어간다.

5. 스스로 육체적으로나 정신적으로 받는 스트레스를 풀 수 있는 방법을 체화하여 긴장과 압박감이 붙을 겨를이 없게 한다.

이러한 생활의 반복을 통해 자신의 창조적인 일을 구상하고 깊은 휴식과 함께 역동적인 활동을 전개한다면 가장 효과적으로 자신의 삶의 성취를 구가할 것이다. 삶이 안정되려면 생각이 안정되어야 하고 생각이 안정되면 활동이 안정되고 활동이 안정되면 삶의 성취와 완성을 이루게 된다. 생각의 안정을 이루기 위한 가장 중요한 방법이 바로 몸과 마음의 안정시키는 것인데 그것은 운동과 명상을 실천함과 동시에 잘 먹고 깊은 휴식을 하여 강한 활동을 만들어 내는 것이다.

인도의 필자의 스승님의 말을 빌리자면 이러하다.

"사람은 삶을 고통이라고도 하는데 삶은 고통일 수가 없다. 왜냐하면 삶이 고통이면 삶은 살 만한 가치가 없는 것이기 때문이다. 삶은 분명히 태어난 목적이 있으며, 그 목적은 자신의 진정한 행복을 찾는 것이다. 그 행복은 모든 사람이 원하는 공통적인 목표일 것이다."

6. 육체적인 질병을 극복하여 새로운 삶으로 살아가기

우리는 대부분 육체적인 질병이 자신과는 무관할 것이라고 생각하면서 산다. 그러니 평소 아무리 건강한 사람이라 하더라도 다양한 질병의 불청객으로부터 결코 자유로울 수가 없다. 질병의 원인들은 언제나 우리와 함께 같이 잘 살고 있다가, 어떤 좋지 않은 계기로 인해 몸의 면역 체계가 깨어지게 되면, 마치 때를 기다렸다는 듯이 바로 공격을 취하곤 한다. 그렇기 때문에 병에 걸리기 전에 미리미리 정확한 검진을 받고, 일상생활 중에서도 병의 예방법에 대한 상식을 풍부히 하여 대처해야 하는 것은 건강한 삶을 위해 무엇보다 현명한 방법일 것이다. 그러나 아무리 그렇다 해도, 누구나가 자신에게 다가오는 질병을 완전하게 예방하기는 어려우며, 그것은 그 누구도 장담할 수 없는 일이다.

막상 어떤 병에 걸리고 나면 우리는 어떻게 해야 할까. 예를 들어, 암이나 다른 종류의 불치병 같은 것에 걸렸다면, 우리 자신은 그러한 질병을 어떻게 받아들여야 할까. 이러한 문제는 우리가 삶을 살아가는 데 매우 중요한 관건이 된다.

만약 무서운 질병이 몸에 생겨났다면, 우리는 일단 그것을 의연한 자세로 받아들이는 것이 중요하다. 그러한 질병을 수용하면서도, 그 질병을 극복할 수 있는 좋은 방법으로 자신의 상황을 대처할 수가 있기 때문이다.

우리는 자신이 병에 걸리기 전까지는 그것에 대해 막연하기만 할 뿐, 다른 사람이 그러한 질병에 걸렸다고 해도, 그 상황을 객관적으로만 바라보게 된다. 그러나 막상 자신이 그러한 질병에 걸리게 되면, 그 증상이 심하거나 약하거나 심리적으로는 이미 엄청나게 강한 압박을 받게 된다.

매일매일 멀쩡하게 살다가 갑자기 자신에게 방문한 질병이라는 불청객은, 어떤 경우는 장기간 동안 함께 지내야 하며, 또 어떤 경우는 평생을 함께 지내야 하기도 한다. 더 심한 경우는, 그로인해 머지않아 죽음을 맞이해야만 하기도 한다. 몸과 마음이 질병으로 인해 지상의 시간을 잊어버리고 죽음이라는 강한 두려움의 중력에 압도당하고 마는 것이다. 나에게 이런 일이 왜 생겼는지 판단할 겨를도 없이, 결국 질병은 갑자기 자신의 커다란 일부분이 되어 자신의 삶에 하나의 결과물로 등장하는 것이다.

사실상 우리들은 모두가 인생이라는 한정된 시간의 저장된 몸의 배터리 속에서 누구든지 자신의 죽음을 준비하며 살아가고 있다. 다만 그것이 너무나 거창하여 그냥 잊어버린 채로 지내려고 할 뿐이다. 그러다가 질병으로 인하여 갑자기 죽음이라는 것을 현실로 자각하게 되는 것이다. 이러한 철학적이고 종교적인 논제를 구태여 생각하지 않으려고 하다가, 몸의 질병으로 인해 자신과 함께 모든 것을 바라보지 않을 수 없게 되는 것이다.

인도의 경전에 나오는 우화에 이러한 것이 있다.

"어떤 사람이 길을 걸어가고 있는데, 갑자기 굶주린 사자 한 마리가 마구 쫓아오는 것이었다. 정신없이 도망을 치다 보니 발밑은 낭떠러지이고, 그 밑의 강에는 악어가 우글거리고 있었디. 히지만 계속 무섭게 달려오는 사자를 보고, 그 사람은 어쩔 도리 없이, 눈을 감고 그냥 밑으로 뛰어내려 버리고 말았다. 이제는 죽었구나, 하고 눈을 떠보니, 신기하게도 떨어지지 않고 나뭇가지에 매달려 있는 것이었다. 그런데 이번에는 어디선가 쥐 한 마리가 나타나 그 나뭇가지를 갉아대기 시작하는 것이었다. 그 사람은 다급한 마음에 사자가 있는 쪽으로 고개를 돌렸는데, 입으로 달콤한 무언가 똑 떨어지는 것이 있었다. 살펴보니, 나뭇가지 위에 있는 벌집이 하나 있는데, 거기에서 꿀이 한 방울씩 떨어지고 있는 것이 아닌가!"

우리 자신에게 '이 한정된 삶을 어떻게 잘 살아갈 것인가' 하는 것은 우리들의 궁극적인 문제이다. 비록 심한 질병에 걸렸다 하더라도, 자신이 할 수 있는 모든 치료를 하고 나서는, 지금 현재를 어떻게 긍정적이고 밝은 마음으로 살아가느냐가 중요한 것이다. 그러할 때 그 모든 질병은 불청객이 아닌 같이 살아가는 좋은 동반자로서 극복될 수 있는 것이다.

질병에 걸렸을 때는 가장 좋은 친구는 올바른 치료법과 약, 음식일 것이다. 그리고 그것 못지않게 가장 좋은 친구는 바로 자기 자신인 것이다. 자신의 몸과 마음을 가장 가까운 친구로 삼아, 좋은 자연 환경과 운동법으로 몸과 친하게 지내고, 명상법으로 마음과 친하게 지내는 것이다. 그러할 때 질병은 자신의 친구이자 스승이 되어 자신을 스스로 관리하게 될 것이다.

육체적인 질병을 이겨 내게 해주는 좋은 방법 중의 하나가 바로 정신적인 안정이다. 명상 요법은 이러한 질병의 공포를 이겨 낼 수 있는 정신력을 강화시켜 주는 방법일 뿐만 아니라, 보다 현재 의식에 집중할 수 있는 힘을 가져다주는 실질적인 방식이다.

나는 유방암에 걸려 너무나 힘든 시간을 보내는 어떤 여성이 나에게 명상을 배워서 식이요법과 운동과 명상을 통하여 안정을 찾아 새로운 삶을 사는 이를 지켜볼 수가 있었다. 운명은 마치 시험에 들게 하듯이 갑자기 복합적으로 좋지 않는 상황으로 그녀를 몰아세웠다. 병든 몸도 그렇지만 정신적인 충격이 그녀를 더 좋지 않은 방향으로 끌고 갔다. 이럴 때는 마음의 안정이 무엇보다도 중요하다. 그녀는 지금은 명상이 자신의 삶에 새로운 활기를 불어넣었다고 생각하며 살고 있다.

명상을 위해 매일 조용한 시간을 내는 것으로부터 진정한 자신의 시간을 누려 보도록 하자. 편안하게 앉아 눈을 감고 입을 다문 채로 혀 끝을 앞니 뒤에 갖다 댄 다음 숨을 들이쉬었다, 내쉬었다를 반복한다. 자신이 자연스럽게 호흡을 하고 있다는 생각이 들면 마음속으로 들이 쉴 때는 들이쉬는 호흡 소리를 생각하고, 내쉴 때는 내쉬는 호흡 소리 를 생각한다. 이 호흡 소리를 생각하는 명상법은 조용한 곳에서도 할 수 있으며, 길거리를 걸어 다니면서도 실천할 수 있다. 이것이 습관화 되면, 언제 어디에서나 항시 실천하여도 좋다. 우리가 숨을 쉴 수 있다 는 것을 자각하는 그 자체가 바로 훌륭한 명상법이기 때문이다. 다만 그것이 명상이라고 인위적으로 생각하면 재미가 없기 때문에 행할 수 없는 것이다. 또한 호흡 명상을 하면서 몸의 특정 부위에 의식을 둔다 든지 할 필요는 없다. 어떤 방법들 중에는 빛을 상상하라고 하거나 에 너지를 느끼라면서 인위적인 상상을 이끌어 내도록 하는데, 이것은 결 코 바람직한 방법이 아니다. 명상은 자연스럽게 실천해야겠다는 생각 이 나면 그대로 실천할 뿐이며, 힘들여 억지로 하지 않는 것이 좋다.

이러한 호흡 명상이 어디에서나 자연스럽고 편안하게 되어서 마 음이 가라앉은 상태가 되면 마음속으로 '평온함'이란 단어를 편안하 게 떠올렸다가 다시 잊어버리게 놔둔다. 이 명상법은 수천 년의 전통 으로 내려온 아주 안전한 방법이다. 고대로부터 내려오는 명상의 고 전, 『요가수트라』에서는, "마음이 고요하고 편안한 상태에서 좋 은 생각을 하라"고 하였다. 왜냐하면 자신이 먼저 편안하고 안정된 상태가 되어야만 그 다음의 행동에 힘이 붙을 수 있기 때문이다. 이 방법은 누구나 부작용 없이 어렵지 않게 실천할 수 있으며, 몸을 넘어서 있는 정신력을 강화시키고 몸을 통제하는 힘을 키우는 데 좋은 방법이 될 것이다. 자신의 몸이 힘든 질병이 걸린 상황에서도 자신의 마음이 흔들리지 않고 굳건하게 살아갈 수 있다는 것은 삶의 훌륭한 기술이 될 것이다.

7. 대체의학, 보조 의학, 자연 요법과 인도의 전통 의학인 아유르베다에 대하여

대체의학은 말 그대로 대체 의료로서 정통 의학을 대체하고 보조하는 보조 의학 및 대체 요법, 보조 요법으로 알려져 있다. 대체의학은 전인적인 의학이라고 하여 전체적으로 체계화된 전통적 의료 요법이다.

세계적으로 알려져 공인된 방법은 중국 전통 의학, 한의학, 지압, 태극권과 기공, 인도 전통 의학(아유르베다), 우나니(이슬람 전통 의학), 티베트 의학 등이다.

자연 요법이란 100년 전에 미국에서 처음 정립되었다. 중국 전통 의학, 인도 전통 의학인 『아유르베다』, 미국의 인디언 원주민 전통 치료, 그리스 전통 치료법, 음식물, 마사지, 물 요법 등이 그것이다.

그들은 자연 치유 능력을 증가시키고, 증상보다 병의 원인을 치료하며, 환자에게 해가 없도록 한다. 몸과 마음은 서로 영향을 준다는 것이다. 세계적으로도 유명해진 인도인 대체 의학자인 디팍 초프라는 그의 책에서 인도의 오래된 경전, 『우파니샤드』에 나온 말을 인용하여 "몸과 마음은 분리 할 수 없는 하나이다"라고 하였다. 그는 현대 의학과 인도 전통 의학인 『아유르베다』 둘 다를 공부하고 그 연관성에 대한 것을 세상에 알렸다.

그는 몸과 마음의 균형이 깨어지게 하는 원인을 스트레스라고 보고, 그 원인을 인도의 고대 의학인 『아유르베다』의 경전을 통하여 철학적으로 분석하였다.

실재하는 자연인 프라크리티Prakriti의 존재에는 세 가지의 힘이 있다고 한다. 그것은 사트바스Sattvas, 타마스Tamas, 라자스Rajas라고 하여, 그 에너지는 생명력과 파괴력, 그리고 운동성을 말한다. 현대 과학에서 물질은 에너지라고 한 것과 마찬가지로, 끊임없이 변하는 힘의 역학, 그것을 삶으로 보았던 것이다.

또한 섬세한 움직임의 힘과 다양하게 표현되는 창조적 에너지를 프라나Prana 또는 삶의 힘이라고 선포하였다. 또 다른 말로, 이것은 중추적인 기氣라고도 한다. 모든 에너지는 호흡같이 들이쉬고 내쉬는 것처럼 진행된다. 모든 물질 에너지는 순수한 에너지의 개발과 함께 삶 그 자체의 동력이다. 고대의 현자들은 삶의 힘과 발전은 우주 에너지의 거대한 힘과 자유로운 삶, 그리고 창조적인 전개라고 자각하였던 것이다. 그리고 창조적 에너지 프라나는 다섯 가지 요소를 포함하고 있는데, 그것은 공간, 공기, 물, 불, 흙을 말한다.

인간의 육체는 원래 트리도사Tridosa라고 하여, 세 가지의 기본 성분으로 이루어져 있다고 한다. 그것은 공간과 바람에서 육체의 바람의 성분인 바타Vatta와 물과 불의 요소에서 불의 성분인 피타Pitta, 그리고 흙과 물의 요소에서 물의 성분인 카파Kappa를 말한다. 바타, 피타, 카파의 세 가지 성분은 인간의 육체와 마음과 의식에 영향을 미치며, 생물학적으로나 심리학적으로나 병리학적으로 기능을 조절하는 것이다.

이 세 가지 성분이 정상적인 생리학적 상태에 있을 때에는 육체를 보호하는 역할을 하지만, 균형이 깨어지게 되면 스트레스가 유발되며 질병이 생겨난다. 이러한 질병을 치료하기 위하여 아유르베다에서는 식이요법, 마사지 요법, 운동 요법, 약초 요법, 호흡 요법, 태양 요법, 명상 요법과 더불어 다섯 가지 정화 요법인 판차 카르마 등을 통하여 몸과 마음을 정화시킨다.

이 책에 소개된 요법들은 아유르베다의 전통 요법을 바탕으로 하여 누구에게나 실생활에 쉽게 적용될 수 있는 가장 안전하고도 효과적인 방법들만을 골라 간추린 것이다.

그 이외에도 강한 운동이나 호흡법, 이완법, 더욱 즉각적인 명상법이 많이 있지만 그것을 책으로 소개하여 실천하는 경우에는 부작용을 감수할 수도 있기에, 스스로 실천하여도 부작용이 없고 실질적인 효과를 볼 수 있는 것만을 골라 소개하였다. 전문적인 것은 전문가들에게 직접 배우는 것이 마땅하기 때문이다.

자신의 몸과 마음을 원활하게 기능하게 하기 위해 간단한 식이요법과 마사지, 지압, 또는 수기 요법, 운동 요법, 이완 요법, 호흡 요법,

명상 요법을 실천하는 것은 아주 좋은 방법이다. 그러나 그 외에도 스스로 정규 의료진에게 정기적으로 검진을 받는 것은 그 무엇보다 중요한 일일 것이다. 실질적인 병 치료에 양·한방의 현대 의학은 절대적인 권위가 있는 것이 사실이기 때문이다. 자연 요법에만 치우쳐 현대 의학을 외면한다면, 그것은 자신의 몸을 해롭게 하는 것일 뿐이다. 자연 요법은 궁극적으로 자신의 몸과 마음을 가장 편안하게 관리하려는 생활의 행동 철학이기 때문이다.

다음은 몸과 마음을 보완해 주는 자연 요법의 방법을 여섯 가지로 나눈 것이다.

첫째는 식이요법이다

식사를 할 때는 가능하면 섬유질과 영양소가 풍부한 현미를 위주로 한 잡곡밥을 먹는 것이 좋다. 그러나 사회생활로 여의치 못하다면 아침식사 때만이라도 현미로 먹을 것을 권한다. 건강을 위하여 풍부한 채소를 위주로 식사를 하는 것도 좋으나, 자칫하면 고른 영양 공급에 문제가 될 수 있기 때문에, 매 식단마다 단백질 등의 다른 영양소들이 부족해지지 않도록 배려하는 것이 바람직하다. 고등어 같은 등 푸른 생선이나 두부, 기름기 없는 살코기, 계란 등 양질의 단백질, 여러 영양소가 고루 들어 있는 우유 등은 식단의 균형을 맞추어 주는 좋은 식품들이다. 한쪽으로 편향된 식사는 몸의 기능을 제한하는 요인이 된다. 음식을 고르게 잘 먹는다는 것은 집중력 향상에 있어서도 가장 근본적인 부분이라는 것을 인식하자. 『아유르베다』의 경전에서는, "음식은 생명력을 가져다주는 원천이다"라고 하였다.

두 번째는 수기 요법手技療法이다.

수기 요법은 손으로 행하는 것인데 마사지나 지압으로 바쁜 직장인이나 공부에 전념하는 학생, 집에서 가사에 매달려 힘든 주부들의 몸을 풀어 주는 것이다. 수기 요법은 스트레스를 해소시키고 몸을 이완하여 피로함을 풀어 주는 직접적인 방법으로서, 마음의 긴장을 해소하는 데에도 도움을 준다. 마사지를 할 때에는 아로마 오일이나 마사지 오일을 사용해도 좋고, 오일 없이 그냥 해도 상관이 없다.

다음의 순서대로 마사지를 실천한다. 이것은 자신이 스스로 실천하여도 좋고, 타인을 통하여 받아도 좋다.

1) 머리 위부터 머리 앞 부위를 지압하여 누르고 주무르면서 내려와 얼굴 부위를 마사지한다.

2) 머리 뒤 부위를 누르고 마사지하면서 목 근육과 경추 부위를 마사지한다. 어깨 부위를 마사지한다. 다시 가슴 부위를 마사지한다.

3) 손가락과 손을 주무르고 팔 아래위, 어깨 부위를 주무르고 가슴 부위를 마사지한다. 양쪽 모두 실천한다.

4) 등 뒤를 지압하고 마사지한다. 등 뒤의 갈비뼈 부위나 흉추 부위를 마사지하고 내려오면서 다시 가슴 부위를 마사지한다.

5) 하복부 치골 부위에서 복부 부위를 시계 방향으로 마사지해 주고, 서서히 가슴 부위를 마사지한다. 발 부위 전체를 마사지한다. 발 위와 발바닥 안쪽 부위의 뼈와 근육을 전체적으로 눌러 준 다음, 아킬레스건과 다리 앞뒤를 주무르고 장딴지와 무릎을 가볍게 돌려 주면서 마사지한다. 고관절과 다리 상부와 골반을 주무르고, 천천히 가슴 부위로 올라오면서 주무르듯이 마사지한다. 이것을 양쪽 다리 모두 해준다.

세 번째는 운동 요법이다

일반적으로도 잘 알려졌듯이 줄넘기나 달리기, 등산, 암벽 타기, 수영, 스쿼시나 라켓볼 등의 강도가 강한 운동은 체력을 증진시키고, 잡다한 생각들을 없애는 데에도 도움을 받을 수 있다. 그러나 이 책에서는 요가, 기공 중에 별다른 준비물이 없이 언제 어디서나 스스로 할 수 있는 운동법들을 소개하고자 한다. 이러한 운동법들은 크게 힘들이지 않고서도 운동적인 효과는 충분히 살릴 수 있는 안전한 방식만을 모은 것이다.

(1) 요가

요가 동작은 그 자체로도 좋은 운동이지만 다른 운동을 할 때 준비 동작으로 해주어도 아주 좋다. 다음은 요가 동작 중에 가장 좋은 다섯 가지 자세들을 모은 것이다. 요가 동작을 할 때에는 다음의 다섯 가지 자세를 한 세트로 실천하면 좋다.

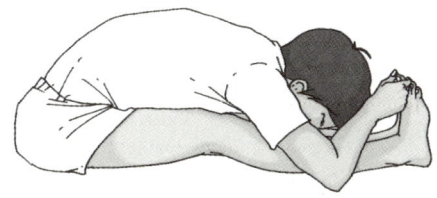

두 다리를 모으고 앉아서, 양팔을 모아 위로 한 채, 숨을 내쉬면서 앞으로 숙인다. 이 상태를 30초 정도 유지하였다가 숨을 들이쉬면서 천천히 몸을 일으킨다. 익숙해지면 앞으로 숙인 상태를 몇 분간 유지해도 좋다.

| 그림 5. 앞으로 숙이기 |

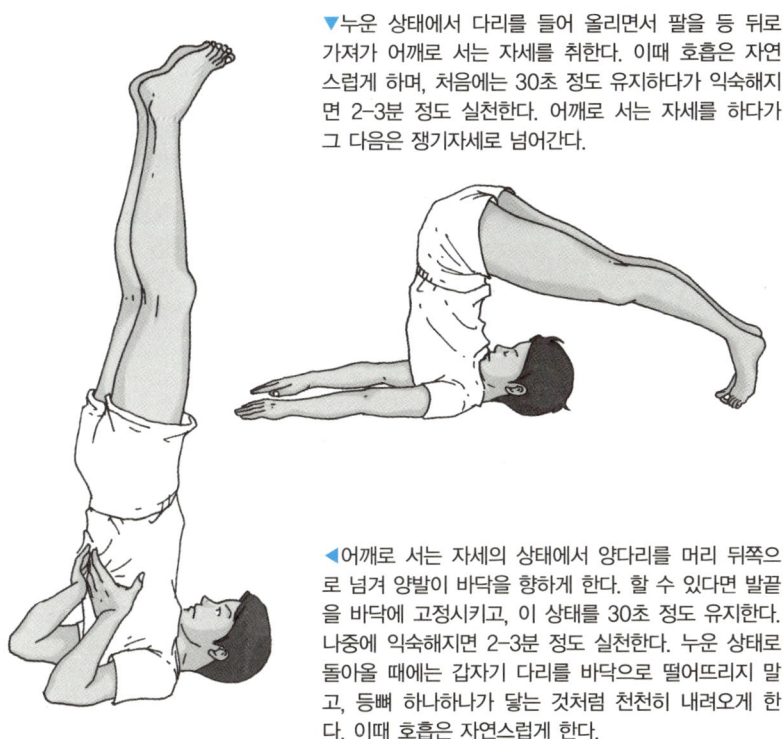

▼누운 상태에서 다리를 들어 올리면서 팔을 등 뒤로 가져가 어깨로 서는 자세를 취한다. 이때 호흡은 자연스럽게 하며, 처음에는 30초 정도 유지하다가 익숙해지면 2-3분 정도 실천한다. 어깨로 서는 자세를 하다가 그 다음은 쟁기자세로 넘어간다.

◀어깨로 서는 자세의 상태에서 양다리를 머리 뒤쪽으로 넘겨 양발이 바닥을 향하게 한다. 할 수 있다면 발끝을 바닥에 고정시키고, 이 상태를 30초 정도 유지한다. 나중에 익숙해지면 2-3분 정도 실천한다. 누운 상태로 돌아올 때에는 갑자기 다리를 바닥으로 떨어뜨리지 말고, 등뼈 하나하나가 닿는 것처럼 천천히 내려오게 한다. 이때 호흡은 자연스럽게 한다.

| 그림 6. 어깨로 서는 자세와 쟁기 자세 |

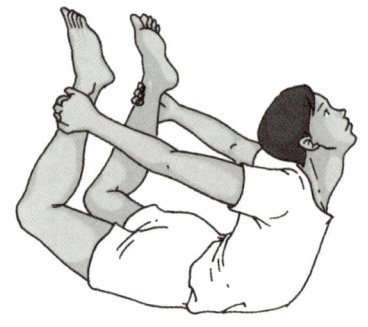

엎드려 누운 상태에서 양손으로 양발을 잡는다. 그런 다음 호흡을 들이쉬면서 몸통과 두 다리를 위로 향하게 하여 천천히 들어 올린다. 이때 머리는 뒤로 젖힌다. 이 상태를 할 수 있을 만큼 유지하다가 천천히 내려온다.

| 그림 7. 활 자세 |

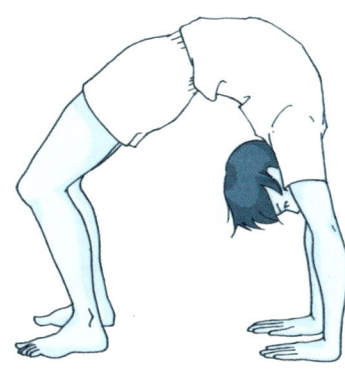

1. 누운 상태에서 두 팔의 팔꿈치는 위로, 두 손바닥은 아래로 향하게 하여 귀 옆쪽으로 가져간다.
2. 1의 상태에서 숨을 들이쉬면서 엉덩이와 허리를 들어 올린다. 할 수 있는 만큼 유지했다가, 숨을 내쉬면서 제자리로 내려온다. 이 자세가 안 되는 사람은 엉덩이까지만 들어 올렸다가 돌아온다.

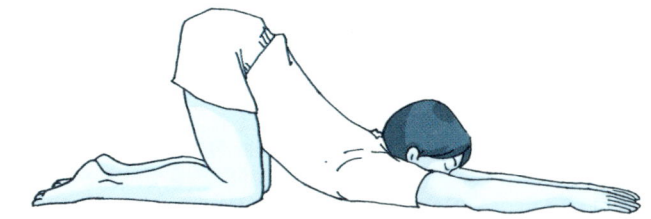

무릎을 꿇고 숨을 들이 쉬었다 내쉬면서 양 팔을 앞으로 쭉 내민다. 이때 무릎은 어깨 너비만큼 버리고 가슴은 바닥에 닿을 정도로 낮추어 엎드린 자세를 취한다.

| 그림 8. 아치 자세와 고양이 자세 |

첫 번째는 앉아서 두 다리를 모으고 앞으로 숙이는 자세이다. 이 자세는 척추를 이완시키는 데 아주 좋다.

두 번째는 어깨로 서는 자세와 쟁기 자세를 연속적으로 하는 것이다. 이 자세들은 목과 경추와 허리를 스트레칭해 주어 자극을 주고, 머리와 어깨 부위의 긴장을 풀어 주는 데 좋다. 만일 허리와 혈압에 문제가 있는 사람이라면 요가의 쟁기 자세는 피하는 것이 좋다. 이 자세를 취할 때에는 반드시 본인이 할 수 있는 만큼만 해야 한다.

세 번째는 활 자세를,

네 번째는 아치 자세를 실천한다. 활 자세와 아치 자세는 가슴을 넓게 펴고 호흡을 코로 크게 들이쉬고 내쉬는 것을 5회 정도 행한다.

다섯 번째는 고양이 자세를 실천한다. 이 자세는 허리에 유연성을 주고 골반과 선골을 자극시켜, 성적인 에너지를 강화시킬 수 있는 힘을 줄 수 있기 때문에, 성 기능을 향상시키는 데 효과가 있다. 이 자세를 하면서 자연스럽게 항문 조이기를 같이 실천하면 성 기능을 활성화하는 데 도움이 된다. 특히 여성이 절정감을 느끼기 위해 아주 좋은 운동이 된다.

요가 동작을 할 때는 본인이 자연스럽게 할 수 있는 만큼만 행하는 것이 좋다. 억지로 자세를 취하려 한다면 오히려 근육을 손상시키는 등 도움이 되지 않기 때문이다.

(2) 기공

　기공은 실내에서뿐만 아니라 야외에서도 쉽게 할 수 있다는 큰 장점을 가진 운동이다. 그 중에도 '도가 양생공'의 회춘공을 권유하고 싶다. 회춘공은 생각이 많아지고 그것이 사라지지 않을 때, 안쪽으로 쏠려 있는 생각들을 몸을 통하여 바깥으로 배출시키는 역할을 할 수 있다.

　좀 더 강한 힘을 발산시키고 생각을 털어 버리게 하는 운동으로는 '소림내경일지선'의 열신법 중에서 압단전과 제단전이 좋다. 압단전은 열신법의 상·하지의 근육을 위에서 아래로 눌러 줌으로써 급격한 호흡으로 폐활량을 늘려 생각을 몰아내고 마음을 안정시키는 독특한 운

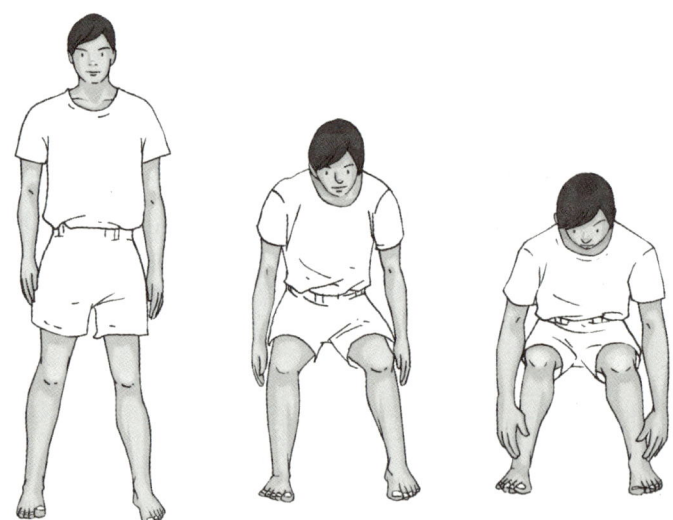

다리를 어깨 너비로 벌리고 선 다음 양손을 다리 바깥쪽으로 훑어 내린 후 발목부위에서 안쪽으로 하여 가슴부위까지 쓸어 올린 다음 옆구리에서 엉덩이 쪽으로 내린다. 이 자세를 몇 회 한다.

| 그림 9. 도가 양생공─회춘공 1 |

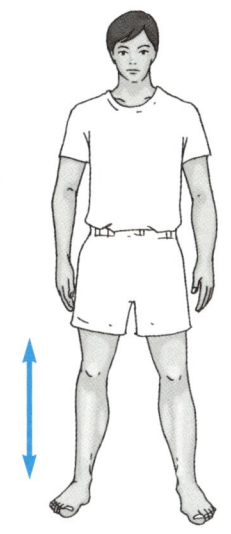

편하게 선 상태에서 두 무릎을 굽혔다 폈다 하며 율동감 있게 위아래로 흔든다. 100회 이상 한다.

| 그림 10. 도가 양생공−회춘공 2(기공의 떨기) |

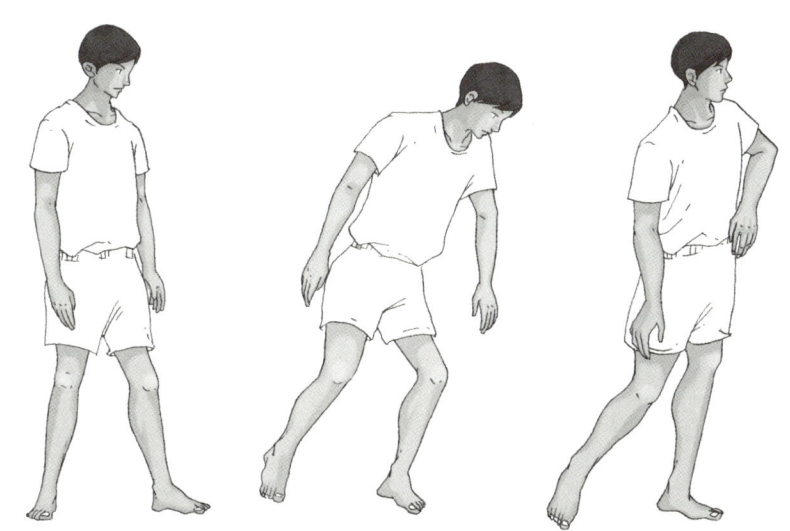

왼 무릎을 굽히면서 팔을 늘어뜨렸다가 어깨를 올리면서 팔과 어깨를 앞에서 위로, 뒤로 돌리면서 아래로 내린다. 반대편도 같은 방법으로 한다.

| 그림 11. 도가 양생공−회춘공 3(어깨 돌리기) |

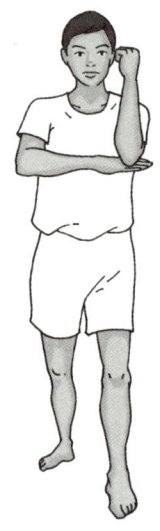

1. 바로서서 왼발을 내딛은 다음, 왼손은 주먹을 살짝 쥐어 올리고 오른손은 손바닥을 아래로 향하게 하여 왼팔의 팔꿈치를 보호하듯이 살짝 그 아래에 갖다 댄다. 않는 것이 좋다.

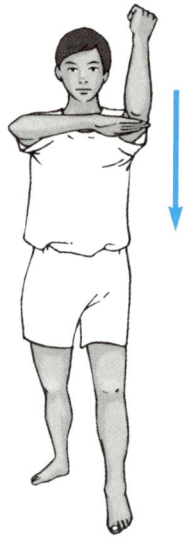

2. 1의 상태에서 숨을 들이쉬면서 주먹을 쥐고, 숨을 내쉬면서 팔을 앞으로 압착하듯이 빠르게 끌어내린다. 이것을 좌우로 한 번씩 번갈아 하며, 모두 5-10회 행한다. 고혈압 환자는 가볍게 하거나 하지 않는 것이 좋다.

| 그림 12. 소림내경일지선 열신법의 압단전 |

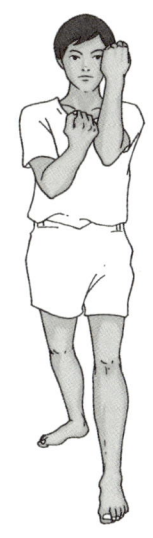

1. 바로 서서 한발을 앞으로 나가게 하여 몸을 45도로 굽히고, 양손은 주먹을 살짝 쥔 채 앞으로 하여, 한쪽 팔은 약간 위로 다른 한쪽 팔은 약간 아래에 둔다.

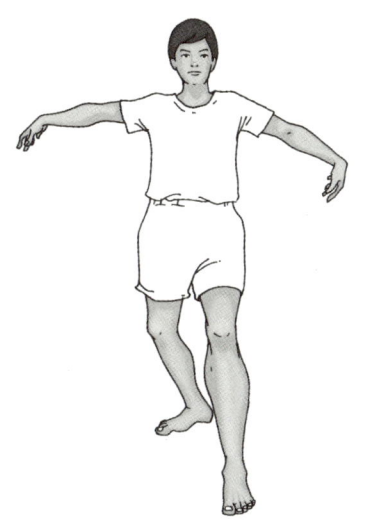

2. 1번의 상태에서 가슴을 펴고 숨을 들이쉬면서 양팔과 양손을 벌려 바깥으로 원을 그렸다가, 팔을 모아 주먹을 쥐면서 "하-"라는 소리를 낸다. 이것을 한 번은 왼쪽 방향으로, 한 번은 오른쪽을 방향으로 번갈아 하며, 모두 5~10회 정도 행한다. 고혈압 환자는 가볍게 하거나 하지 않는 것이 좋다.

| 그림 13. 소림내경일지선 열신법의 제단전 |

동법이다. 제단전은 숨을 들이마시면서 어깨를 편 후에 전신을 비틀어 주고 기를 강화시키면서 생각들을 몰아내 주는 역할을 한다. 이 동작을 행함으로서 몸이 강해지고 자신감이 생기며 마음이 편해질 수 있다.

네 번째는 이완 요법이다

이완 요법은 운동 요법을 마친 후에 몸을 편안하게 하는 것으로 좋다. 요가에서는 이완 요법을 '요가 니드라'나 '시탈리 카라나'라고 하는데, 기공에서 행하는 방법들과 비슷하기도 하고 조금 다르기도 하다. 이 이완 요법들은 잠보다 더 깊은 상태로 몸을 하나하나 이완시켜 나가는 것이다. 다른 비슷한 방법으로는 '프라나 비드야'라고 하는데, 이러한 방법은 대부분 이완하면서 각성하는 방법으로 본다. 이렇게 이완하면서 각성하는 방법을 기공에서는 '삼선 방송공三線放松功'이라고 한다. 삼선 방송공이란 세 선을 이완시키는 것인데, 1선(양측)은 머리 양옆-목 양옆-어깨-위 팔-팔꿈치 관절-아래 팔-팔꿈치 관절-양손-손가락을, 2선(앞쪽)은 얼굴-목-가슴-배-양쪽 대퇴-무릎 관절-양쪽 정강이-양발-발가락을, 3선(뒤쪽)은 머리 뒤쪽-목뒤-등-허리-양쪽 대퇴 뒷부분-무릎 뒤-정강이 뒤-양발-양 발바닥을 이완시켜 나가는 것이다.

다음은 혼자 하여도 부작용 없이 실천할 수 있는 이완법이다.

먼저 편안하게 누워서 몸의 긴장을 풀고 손바닥은 위로 하여 천장을 바라

본다. 그리고는 다음의 순서대로 천천히 몸을 이완한다.

1. 머리 부위를 양옆으로 천천히 돌린 다음 이완한다.

2. 어깨를 살짝 들었다가 떨어뜨린 다음 이완한다.

3. 팔 부위를 이완한다. 손 부위를 이완한다.

4. 척추를 따라 이완한다.

5. 엉덩이를 살짝 들어 올린 다음 떨어뜨리고 나서 이완한다.

6. 장딴지를 이완한다.

7. 발목을 이완한다.

8. 발을 이완한다.

9. 천천히 몸 진제를 바라보면서 이완한다.

온몸을 이완하였으면 잠시 누워 있다가 일어나도록 한다.

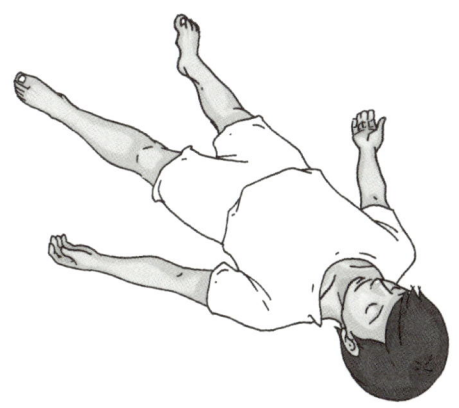

| 그림 14. 이완법 |

다섯 번째는 호흡 요법이다

요가와 기공, 선도에서는 호흡을 아주 중요하게 생각한다. 호흡은 크게 복식 호흡 또는 태식 호흡, 단전호흡, 흉식 호흡, 또는 횡격막 호흡, 쇄골 호흡 등으로 나뉜다. 요가의 호흡에서는 '사히타 쿰바카'라고 알려진 완전 호흡과 '카팔라바티'라고 하는 뇌 정화 호흡, 그리고 '바스트리카'인 풀무 호흡, 에너지를 정화하는 '나디소다남'이라는 호흡법이 있다. 이러한 호흡법을 실천하기 위해서는 명상을 배울 때와 마찬가지로 좋은 선생한테 배우는 것이 안전하다.

이러한 호흡법 중에서 '나디소다남'은 혼자서도 스스로 할 수 있는 안전한 방법이므로 소개하겠다. 손가락으로 한쪽 코를 눌러 콧구멍

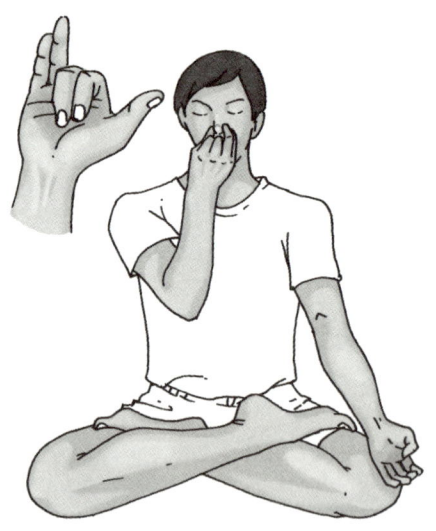

| 그림 15. 호흡법 |

을 막은 채로 숨을 들이쉬었다 내쉬었다를 6회 동안 천천히 하고, 마찬가지로 반대쪽 콧구멍도 같이 6회를 행한다. 이 호흡법은 일반적으로 누구나가 실천하여도 아무런 부작용 없이 쉽게 할 수 있다.

여섯 번째는 명상 요법이다

사람들은 편안한 상태에서 좋은 생각만을 하면서 집중력 있는 삶을 살기 바라지만, 실상은 수많은 생각에 사로잡혀 우리 자신의 본질을 잃어버린 채 사는 때가 많다.

드넓은 바다에 폭풍우가 일어나면 엄청난 해일이 몰아치지만, 그것은 표면적인 변화일 뿐 바다의 밑으로 갈수록 고요함은 그대로이 것과 마찬가지로 생각이 강한 힘을 얻으려면 마음을 거칠고 외부적인 상황들로부터 편안하고 안정되고 고요한 상태로 가져가야 한다. 마음을 고요한 내면으로 들어가게 하기 위해서 고대로부터 다양한 방법들이 존재하였다.

요새는 책이나 인터넷에서도 명상의 방법을 나름대로 말하고 있는데, 자신이 휴식을 취함과 동시에 편안해지고, 활동에 있어서도 더욱 생기가 넘치게 된다면 그 방법은 좋은 방법일 것이다. 명상으로 인해 안정된 마음이 활동 속에서도 유지된다면 그 행위는 보다 힘을 얻게 될 것이다.

명상이란 외부적으로 끊임없이 움직이는 생각들을 내면으로 가라앉게 하여 자신의 마음을 안정된 상태로 유도하는 것이다. 우리의 마음은 표면 의식에서는 활동적이며 여러 생각들을 가지고 있다. 그러나 마음이 조금만 내면으로 들어가게 되면, 보다 안정되어 있고 편안한 상태가 되었다는 것을 경험할 수 있다. 생각을 가라앉히기 위해서는 우선 마음을 호흡으로 유도해야 한다. 우리는 하루 동안 들이쉬고 내쉬는 호흡을 21,600번 하게 되며, 마음이 호흡으로 유도되면 우리는 마음의 작용으로부터 일시적으로 벗어난다.

일단 편안하게 앉아서 눈을 감고 자연스럽고 가볍게 숨을 들이마셨다가 내쉬어 본다. 그런 다음은 이때의 호흡 소리를 생각하는 것이 좋은데, 들이쉴 때는 들이쉬는 호흡 소리를 생각하고 내쉴 때는 내쉬는 호흡 소리를 생각한다. 이 호흡 명상이 자연스럽게 잘 진행된다고

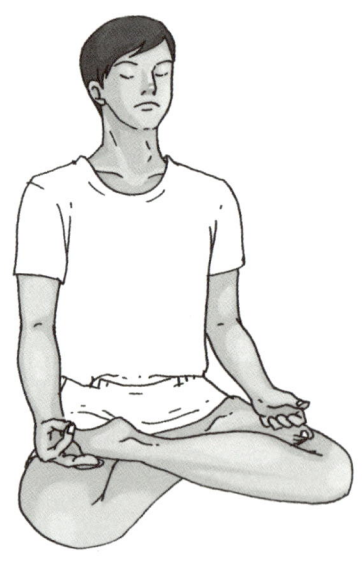

| 그림 16. 명상법 |

생각되면, 나중에는 눈을 뜨고 하여도 좋고, 걸어 다니면서도 하여도 좋다.

이렇게 자신의 호흡을 자연스럽게 의식하다 보면 쉼 없는 생각들로부터 벗어날 수 있다. 자신도 모르는 사이에 생각은 줄어들고 몸도 이완되면서 진정한 휴식 상태를 얻게 되는 것이다.

호흡 명상을 할 때에는 편안하게 앉은 다음, 자연스럽게 호흡을 하면서 그 호흡 소리를 생각하면 된다. 호흡 소리를 의식하는 동안에 다른 생각들이 떠올라도 개의치 말고 계속 진행하도록 한다. 이 방법은 초보자들에게도 전혀 부작용이 없으며, 싱기되거니 이상한 상상의 체험을 유도하지도 않는다. 그 방법이 자연스러워지면 숨을 들이쉴 때는 들이쉬는 호흡 소리 '소–'를 생각하고 내쉴 때는 내쉬는 호흡 소리 '함–'을 생각한다. 이 호흡 소리를 생각하며, 명상하다가 잠시 잊어버리면 다시 잡고 계속 진행하면 된다. 시간은 10분~20분 정도 하면 좋고 그보다 적게 하여도 무방하다.

건강 재테크

초판 1쇄 인쇄 | 2009년 10월 7일
초판 1쇄 발행 | 2009년 10월 9일

지은이 | 조왕기·김양식·박지명
펴낸이 | 이의성
펴낸곳 | 지혜의 나무
책임 편집 | 이서경

등록번호 | 제 1-2492호
주소 | 서울시 종로구 관훈동 198-16 남도빌딩 3층
전화 | 02)730-2211
팩스 | 02)730-2210

ISBN 978-89-89182-53-5   03510